TRAITÉ

DES PLAIES

D'ARMES A FEU.

TRAITÉ

DES PLAIES

D'ARMES A FEU,

DANS lequel on démontre l'inutilité de l'amputation des membres à la suite des blessures faites par les coups de fusils, et l'inutilité générale de cette opération, dans le plus grand nombre des autres cas.

Par JEAN MÉHÉE, médecin et professeur à l'hôpital militaire d'instruction du Val-de-Grace, à Paris, ci-devant chirurgien-major dans les guerres d'Hanovre et ancien professeur d'anatomie.

A PARIS,

De l'Imprimerie du Journal des Hommes Libres, rue de la Planche, N° 503.

AN VIII.

AVANT-PROPOS.

Je ne suis point l'apologiste de M. Bilgner;
j'ai tâché d'apprécier dans le tems l'ouvrage
qu'il a donné sur les plaies d'armes à feu, et
je lus à ce sujet, à l'académie de chirurgie,
un mémoire dans lequel, en développant la
fausseté de ses principes à beaucoup d'égards
et la confusion de ses préceptes pour le pan-
sement des plaies d'armes à feu en général;
je rendis en même-tems justice à la sagesse
de ses vues et à la vérité de ses documens
sur quelques points où il proscrit l'amputation des membres, à la suite des coups de
feu. S'il eût moins généralisé cette proscription, et qu'il eût distingué les cas où elle
est véritablement applicable, son ouvrage
eût été plus précieux.

M. Tissot, qui traduisit alors la dissertation de M. Bilgner, acheva de la défigu-
rer, parce que ne voyant qu'avec les yeux
de la philosophie, et manquant de pratique
sur ce point, il se précipita dans des abîmes

qu'il ne pouvoit prévoir, en croyant pouvoir généraliser la proscription de l'amputation des membres , dans tous les cas et
sans aucune sorte de rescription.

M. de Lamartinière releva ces erreurs
par un mémoire publié en son nom , et appuyé de faits résultans d'une pratique longue et suivie. Nous croyons pourtant que
le rédacteur de ce mémoire, un peu trop
partisan de l'amputation des membres ,
comme nous l'en avons quelquefois convaincu par des faits, y avoit glissé une cri-
tique trop liée à son penchant pour l'amputation. Il seroit inutile de s'élever contre
des hommes qui n'existent plus et dont là
mémoire impose du respect ; il nous semble
d'ailleurs que la vraie manière de critiquer
est de faire mieux , et c'est en tâchant d'y
réussir et en cherchant à servir véritablement l'humanité , que l'on acquiert quelque droit à l'estime de ses concitoyens. .

J'ai différé pendant long-tems à publier
cet ouvrage , mais j'ai observé des abus ou

des méprises relativement à l'amputation des membres, et j'ai cru utile de tâcher de jeter quelque jour sur cette matière importante.

L'ouvrage que je présente est divisé en trois parties ; dans la première je parle des différens accidens que causent ou peuvent causer les coups de feu , et de la manière d'y remédier.

Dans la seconde partie , je traite de la manière de panser les plaies d'armes à feu en général , et de prévenir les accidens qui pourroient survenir ou d'y remédier , et j'observe que les incisions sont toujours utiles dans le traitement de ces sortes de plaies.

Dans la troisième , je passe au traitement particulier de ces plaies , et je m'étends surtout beaucoup sur les plaies aux extrémités , relativement à l'amputation des membres , parce que cet objet est celui qui m'a déterminé à écrire.

Je me suis aussi attaché à démontrer que

la contusion est l'accident le plus grave qui puisse arriver aux blessures faites par des coups de feu , et que c'est cette contusion seule qui peut quelquefois conduire à la nécessité de faire l'amputation d'un membre , à moins qu'il n'y ait rupture à certaines artères principales de la partie ; mais qu'il ne faut pas confondre cette contusion dans tous les cas : c'est pourquoi je l'ai divisée en deux genres. Dans le premier genre , la vie des chairs est absolument détruite, et cette espèce de contusion conduit nécessairement à l'amputation , parce que la gangrène s'empare du membre, quelque chose que l'on fasse pour la prévenir ou pour la corriger. Dans le second genre de contusion, il n'y a d'affecté que l'action organique des vaisseaux; mais cette action n'est pas détruite, la vie subsiste encore; alors j'ai démontré que la gangrène n'est point à craindre , et que par conséquent l'amputation ne devient jamais nécessaire, la plaie étant traitée à propos et selon les règles de l'art.

l'art. J'ai fait voir aussi que la contusion n'oblige jamais par elle-même à l'amputation, comme l'a avancé un auteur que je nommerai quand il en sera tems, mais qu'elle occasionne quelquefois les accidens qui peuvent y engager.

Je me suis étendu sur les différens coups qui peuvent être accompagnés de la contusion du premier genre, c'est-à-dire sur les coups qui peuvent obliger à l'amputation, et j'ai démontré qu'une blessure faite par une balle ne peut jamais occasionner cette contusion, que par conséquent l'amputation n'est jamais nécessaire à la suite des blessures faites par les coups de fusils ; qu'il n'y a que les boulets de canon, les éclats de bombes, ou autres corps semblables qui puissent produire quelquefois cette contusion, et que par conséquent ce sont les seules blessures qui puissent faire craindre pour l'amputation ; mais que cette opération n'est pas toujours nécessaire, même à la suite de ces sortes de coups ; lorsqu'enfin elle le devient, j'ai établi l'instant où il me paroît convenable de la faire, ainsi que le lieu où il faut amputer pour qu'une opération aussi grave puisse être suivie du succès dont elle est d'ailleurs susceptible.

———————————

TRAITÉ

DES PLAIES

D'ARMES A FEU,

Dans lequel on démontre l'inutilité de l'amputation des membres à la suite des blessures faites par les coups de fusils, et l'inutilité générale de cette opération, dans le plus grand nombre des autres cas.

PREMIÈRE PARTIE.

Des différens accidens qui accompagnent les coups d'armes à feu.

Nous diviserons ces accidens en primitifs et en consécutifs. Les primitifs sont de deux sortes, savoir : la contusion et la commotion. Ces deux accidens accompagnent toujours immédiatement tous les coups d'armes à feu, et ils sont proportionnés à la violence avec laquelle frappe l'instrument qui les occasionne. Tous les autres,

en général, doivent être regardés comme consécutifs; tels sont la tension, la douleur, le gonflement, la fièvre, l'échimose, la stupeur, la
gangrène, etc. ceux-ci dépendent ou de la contusion, ou de la commotion qu'ils suivent quelquefois les uns ou les autres de fort près.

Nous pourrions en certains cas joindre aux
accidens du premier genre la lésion des différens
organes qui aident à former la partie frappée ;
mais comme il peut se faire qu'un coup d'arme
à feu n'attaque que des chairs sans faire de plaie,
la contusion et la commotion plus ou moins
violentes, qui sont dans tous les cas inséparables
d'un coup d'arme à feu, doivent être regardées
comme les seuls accidens généraux.

CHAPITRE PREMIER.

De la contusion que causent les coups d'armes à feu et des accidens qu'elle occasionne.

ON entend par contusion une meurtrissure et un affaissement des membranes des vaisseaux qui entrent dans la composition d'une partie frappée, et cette meurtrissure et affaissement diminuent à-la-fois le diamètre de ces vaisseaux et leur action organique, inconvéniens qui doi-vent nécessairement entraîner la tension et le gonflement, soit dans ces vaisseaux eux-mêmes, soit dans le voisinage du lieu qui a reçu le coup, par le trop peu de jou qu'ont les vaisseaux frappés pour repousser les liqueurs qui y abordent.

La contusion est toujours proportionnée à l'espèce d'instrument qui l'occasionne, à la force avec laquelle cet instrument est poussé et à la formation ou à l'étendue de la partie frappée, ainsi qu'à la résistance qu'oppose cette partie ; plus une partie est charnue, plus la contusion peut la pénétrer, mais plus il entre dans la com-

position d'une partie, d'os, de tendons, de cartilages, de ligamens, plus la contusion y est de
conséquence. Dans les parties charnues, c'est-
à-dire, dans le corps des muscles, les vaisseaux
sont moins serrés, leur jeu s'y fait plus aisément,
et le cours des liqueurs y est plus libre ; mais à
ces différens avantages, on doit joindre aussi
une disposition plus prochaine à l'affoiblissement
du ressort de ces vaisseaux, au détriment de
leur action organique et à leur engorgement,
d'où peuvent ensuite survenir nombre de dépôts.
La contusion au contraire dans les tendons, les
cartilages, et sur-tout dans les os, est moins
facile que dans les chairs : mais aussi elle est
d'autant plus dangereuse que les différentes
parties dans lesquelles elle arrive, sont plus
dures, parce que leurs vaisseaux, dont l'action
est, à la vérité, moins communément altérée,
reprennent d'autant plus difficilement leur jeu,
qu'ils aident à former des parties plus solides.

La contusion peut être distinguée, selon son
étendue et sa pénétration, en grande et forte,
en petite et foible, c'est-à-dire, que l'action
organique des vaisseaux peut être seulement
affoiblie, et dans une petite étendue de parties,
ou que non-seulement cette action, mais même
leur ressort peut être absolument détruit, et dans

(15)

une grande étendue et profondeur. Desport (*a*) distingue ces contusions en vraies ou en fausses, donnant le nom de vraie à celle qui est sans épanchement, et appelant fausse celle qui en est accompagnée. La contusion doit encore être considérée relativement aux différentes parties qu'elle attaque ; par exemple, si elle est dans les chairs, les os, les tendons, les aponévroses, les calitages, les articulations. Ces différens genres de contusion présentent des indications curatives différentes. Une contusion légère indique la même nécessité qu'une contusion plus grave, c'est-à-dire, que le but qu'on doit se proposer dans tous les cas est toujours de rendre aux vaisseaux plus ou moins accablés l'action qui leur manque. Il est vrai que l'on parvient à ce but dans la contusion légère par des remèdes moins vifs, moins longs et moins douloureux. La saignée, plus ou moins répétée, selon le tempéramment et la plénitude des vaisseaux, les évacuans, et sur-tout les vomitifs, les topiques légèrement résolutifs, tels que l'eau saoulée de sel commun, le vin médiocrement animé en y mêlant un peu d'eau-de-vie, etc. sont les moyens que l'on peut employer, et qui sont

____

(*a*) Traité des plaies d'armes à feu, page 118.

toujours suffisans dans la contusion légére qui n'attaque que la superficie des chairs, en y joignant le régime convenable. Il n'en est pas ainsi lorsque la contusion que cause un coup d'arme à feu est grave, profonde, qu'elle attaque les os, les cartilages, les ligamens, les aponévroses; ces différentes complications présentent des indications relatives à l'espéce de partie contuse.

Nous diviserons la contusion en deux espèces; dans la première espèce toute l'action des parties contuses; en un mot la vie de ces parties est absolument éteinte; en conséquence elles sont sans ressource. Cette espèce de contusion ne peut avoir lieu qu'aux plaies des extrémités, parce que ce sont les seules parties capables d'opposer une résistance suffisante pour qu'il puisse arriver une contusion du premier genre : par-tout ailleurs les corps capables d'occasionner une semblable contusion tuent communément le blessé. La contusion du second genre est une meurtrissure ou affection plus ou moins grave de l'action organique des vaisseaux qui forment la partie frappée. Nous traiterons cet article, en parlant des plaies aux extrémités, avec tout le soin qu'il mérite.

L'objet qui doit fixer ici notre attention est la contusion généralement prise, nous réservant à

parler

parler en particulier de celle des os, des cartilages et autres. La contusion grave s'étend quelquefois jusqu'à détruire les membranes des vaisseaux; alors elle est accompagnée de plaie. Ces états différens exigent des attentions particulières, et présentent des indications différentes.

La contusion violente, et qui accompagne une plaie d'arme à feu, est ordinairement suivie d'une croûte plus ou moins épaisse, que l'on appelle escarre; quelquefois cette escarre est si dure qu'elle crispe et resserre le lacis vasculaire du tissu cellulaire, étrangle même assez loin les vaisseaux encore vivans, et augmente par-là les engorge-mens, la tension et le gonflement de la partie, s'oppose à l'écoulement des sucs qui, quelque-fois, forment des épanchemens, si tant est que cet écoulement fût d'ailleurs possible. Ce sont ces vaisseaux durcis et crispés qui entretiennent ou peut-être même occasionnent quelquefois l'éré-tisme du genre nerveux, et deviennent par-là l'o-rigine de la douleur, de la fièvre, des convulsions, du délire, de la gangrène, et de tant d'autres accidens que l'on sait accompagner souvent les plaies d'armes à feu, et que l'on sait aussi se dissiper, pour la plupart, dès qu'on a fait les incisions convenables. Ainsi il est donc essentiel de connoître la nature de l'escare, et l'on se

3

procure cette connoissance en réfléchissant sur l'espèce d'instrument qui a frappé. Alors on fait à la plaie des incisions d'autant plus multipliées et profondes qu'on juge que cette escarre doit être plus épaisse ; car il serait toujours bon, si cela étoit possible, d'enlever entièrement l'escarre qui tapisse une plaie d'arme à feu.

CHAPITRE II.

De la commotion que causent les coups d'armes à feu.

La commotion est une impression ou un ébranlement communiqué à une partie par un instrument qui la frappe. Cet ébranlement peut se porter plus ou moins loin par le moyen des nerfs, affecter même toute l'économie animale, selon l'impulsion communiquée à ces organes.

La force d'une commotion doit être proportionnée à l'instrument qui l'occasionne, à la violence avec laquelle cet instrument est poussé, à la composition et à la résistance de la partie frappée. Cet accident est inséparable de tout coup d'arme à feu ; mais sa violence et ses effets sont différens, selon la nature du coup. Un boulet de canon cause une commotion plus considérable qu'une balle ou autre corps de cette nature. Si un boulet frappe simplement une partie charnue, et que le lieu ne soit appuyé d'aucun os ; par exemple si le coup venoit latéralement et qu'il frappât l'épaisseur des muscles fressiers, le plus charnu d'une cuisse, ou le gros des muscles jumeaux, ce coup, toutes choses égales d'ailleurs, causeroit une commotion beaucoup moins violente que s'il frappoit en ligne directe le milieu de la cuisse ou de la jambe, qu'il fracturât les os après en avoir éprouvé toute la résistance dont ils seroient capables, qu'il contondît ou déchirât les parties aponévrotiques et tendineuses, mais sur-tout les parties nerveuses, que l'on sait être en grand nombre sur la cuisse et sur la jambe ; cette commotion seroit proportionnée à la force avec laquelle l'instrument frapperoit la partie, elle pourroit, selon la nature du coup et de l'instrument, n'affecter que l'organe frappé, et produire des engourdissemens qui, quoique passagers, seroient toujours contraire à la cure du mal ; mais elle pourroit aussi, selon la violence du coup et la grosseur de l'instrument, s'étendre beaucoup plus loin que la partie frappée, se porter même par la communication réciproque des nerfs jusqu'au cerveau, déranger les fonctions de ce viscère, porter par-là le trouble dans toute la machine.

La manière dont un instrument chassé par la poudre à canon frappe un membre peut donc être plus ou moins pernicieuse pour le blessé par rapport aux accidens plus ou moins énormes dont ce coup peut être suivi.

S'il est vrai, comme on n'en sauroit douter, que la violence des coups rend la commotion plus dangereuse, il est vrai aussi que l'imagination peut avoir un peu de part à la complication des accidens. La peur doit contribuer à empirer le sort d'un blessé dont l'imagination est autant frappée que le reste du corps. Nous avons vu des blessures graves, qui sûrement avoient causé des commotions considérables, n'être point accompagnées de ces accidens énormes, que la terreur et le saisissement entretiennent quelquefois long-tems. Si l'action des organes qui aident à former une partie est nécessaire pour y rétablir le trouble qu'une commotion y a causé, la force et la tranquillité d'esprit semblent être le remède le plus important pour aider à rétablir cette action dérangée. Combien de gens qui, livrés à l'inquiétude d'une petite blessure, empirent par-là leur mal, et se jettent dans des états de fièvre et de délire dont ils ne sortent que difficilement. Il est vrai que les coups d'armes à feu sont toujours de nature à effrayer, indépendamment du mal réel qu'ils causent.

Ce n'est pas seulement à la suite des coups d'armes à feu que la frayeur peut occasionner des accidens fort graves. Nous avons des exemples qui prouvent que la peur a, dans certaines circonstances où il n'y avoit aucun coup ni aucune blessure, causé des accidens énormes. Verdue rapporte qu'une personne âgée de cinquante ans, ayant pris son ombre, qu'elle voyoit au clair de la lune, pour un spectre affreux, en fut si épouvantée, que dans le même moment, quoiqu'il ne lui prît qu'un léger frisson, elle sentit d'abord autour du scrotum une grande chaleur, qui fut suivie bientôt après d'une inflammation et ensuite de la gangrène (a). Ce n'est pas assez que de dire que la commotion qui suit un coup d'arme à feu attaque la partie frappée, qu'elle peut, par la lésion des organes qui la composent, se propager jusqu'au cerveau; il faut encore dire que cette commotion peut même se porter subitement et attaquer les fonctions de ce viscère immédiatement après le coup, ce qui, dans ce cas, doit donner lieu à des accidens graves, étrangers à ceux qui peuvent résulter de la plaie, et même propres à empirer ceux-ci.

(a) Pathologie, tome I, page 255.

CHAPITRE III.

Des accidens consécutifs dépendans de la commotion causée par les coups de feu.

Les accidens que cette commotion peut occasionner sont de deux sortes ; savoir, ceux que peut faire naître dans la partie frappée la lésion des différens organes qui aident à la former. Secondement, ceux que peut occasionner la communication de cette commotion par le moyen des nerfs dans différentes parties du corps. Les accidens du premier genre dépendent de la compression faite sur quelques nerfs principaux qui peuvent se rencontrer dans la partie blessée, laquelle compression peut tenir dans une sorte d'engourdissement, pendant un toms plus ou moins long, les chairs de cette partie. Cet accident peut aussi entraîner le spasme de la partie frappée par les irritations que peut causer cette compression.

Les accidens du second genre sont la tension, le gonflement ; la fièvre, des syncopes, des convulsions générales, des hoquets, des vomissemens, le délire, un froid universel, la prostation des forces, la stupeur, la gangrène, la mortification. La plupart de ces accidens dépend d'une communication de la commotion portée jusqu'au cerveau, et dès que les fonctions de ce viscère sont altérées, il en doit résulter des dérangemens dans toute la machine, quelquefois enfin une stupeur universelle, toujours si redoutable par l'espèce de mort prématurée qu'elle porte dans presque tout le corps, mais dont elle affecte particulièrement la partie frappée, et la tient dans cet état, la cause subsistant jusqu'à ce que la gangrène et la mortification, mettant le comble au désordre, conduisent à la nécessité de tenter une amputation toujours infructueuse, parce que la vie est attaquée dans son principe.

On entend par stupeur un engourdissement ou une espèce d'anéantissement dans les fonctions d'une partie frappée. Cet anéantissement se répand quelquefois dans toute la machine, lorsque la violence d'un coup porte son effet jusqu'à attaquer les fonctions du cerveau ; quelque longue que soit l'explication et le développement dans lequel nous entrons relativement à cet accident, nous croyons qu'il n'y a rien de superflu.

Quelquefois cet accident suit de si près la commotion, qu'il est aisé de les confondre ensemble ;

ensemble ; mais en considérant la chose avec attention , on voit que la stupeur est l'état de langueur et de flaccité qu'on apperçoit dans le membre frappé , et que cette langueur succède à la commotion ; quelquefois aussi cette stupeur peut subsister même long-tems sans qu'on s'en apperçoive *(a)*. Cependant on peut, en quelque sorte , la soupçonner en faisant attention à la nature de la partie blessée, à sa composition , à sa pesanteur , au lieu qu'occupe la plaie, et s'il est possible à l'espèce d'instrument qui a frappé ; savoir, si c'est une balle, un boulet, un éclat de bombe ; car il est aisé de juger qu'un boulet, un éclat de bombe, etc. peuvent, en causant une commotion plus considérable , être plutôt cause de stupeur, et d'une stupeur plus durable , qu'une balle qui frappe une bien plus petite étendue d'un membre ; que d'ailleurs ces premiers instrumens portent communément, par le moyen de cette stupeur, leur effet beaucoup plus loin que les derniers , et vont même quelquefois, par le dérangement qu'ils causent dans les opérations du cerveau, jusqu'à attaquer les principales fonctions de l'économie animale, les secrétions : aussi voyons-nous des blessés tomber

---

(a) Quesnay, Traité de la gangrène, page 42.

4

quelquefois dans des états de jaunisse et d'hydropisie, sans que le foie ni les autres organes
secrétoires soient offensés par le coup.

Nous distinguerons deux degrés différens dans
la stupeur, lorsque cet accident est la suite d'une
commotion occasionnée par un coup d'arme à
feu. Le premier est lorsque le coup a été assez
violent pour porter le désordre jusques dans le
cerveau, alors la stupeur peut devenir générale,
et en se répandant dans tout le corps, déranger,
comme nous venons de le dire, toutes les fonctions animales ; non pas que cette stupeur s'é-
tende directement de la partie frappée jusques
dans toutes les parties du corps, mais parce
que la commotion ayant été assez forte pour se
porter jusqu'au cerveau et troubler les fonctions
de ce viscère, ce dérangement, tout accident
consécutif qu'il est, devient alors la cause essentielle du trouble ou de la stupeur générale, et
c'est cette cause qui doit, dans cette circonstance, fixer particulièrement l'attention ; car
tous les moyens qu'on emploieroit alors pour la
guérison de la plaie ou de la partie offensée,
seroient des moyens absolument étrangers pour
la guérison de cette stupeur générale ; ils ne
feroient ni bien ni mal à l'état de stupeur. Ce
principe établi, l'on voit combien il est indiffé-

rent pour cet état de stupéfaction universelle de faire à la plaie des dilatations plus ou moins étendues : et si ces dilatations sont d'ailleurs indiquées par la nature de la contusion, la présence de l'escarre, ou autres accidens, ce seroit un manquement essentiel que de les omettre. Il y a plus, c'est que cette commotion dans la partie ayant fait naître dans le cerveau, en troublant ses fonctions, une cause qui peut répandre un désordre général, la stupeur même du membre frappé qui a donné lieu à cette cause, et qui par conséquent en a été la cause première, devient ensuite comme son effet. Ainsi le rétablissement de la stupeur dans le membre frappé dépend de même que celui de la stupeur répandue dans toute la machine, du rétablissement de l'ordre dans les opérations du cerveau. Rien ne nous paroît plus convenable pour rétablir ce trouble général, après les saignées plus ou moins répétées, selon le tempéramment du blessé et l'exigeance de ses blessures, que l'application de l'émétique à petite dose. Les topiques, de quelque côté qu'on les applique dans ce genre de stupeur, sont insuffisans ; ils ne peuvent porter leur effet jusqu'à la cause. Il ne faut donc que des remèdes pris intérieurement, et capables de réveiller et de ranimer la machine ou plutôt son principe languissant. L'émétique peut produire cet effet, pourvu toutefois que les fonctions du cerveau ne soient pas absolument anéanties ; car alors la mort suit de près. Les bains ou les fomentations aromatiques presque générales, peuvent être utiles dans cet état, qui au surplus est toujours très-dangereux. On peut aussi retirer quelques avantages des sternutatoires et des céphaliques légers, tels que le tabac, animé d'un peu de bétoine, pris par le nez par pincées, la poudre de muguet, de laurier, de sauge, de marjolaine, etc. prises en forme de tabac, ou par demi gros, de tems en tems, dans un peu de vin. Quant à l'état de la plaie et du membre blessé, les indications sont les mêmes que s'il n'y avoit aucune stupéfaction. Les dilatations doivent être mesurées sur la nature de la contusion et de l'engorgement ; enfin elles doivent être faites selon les différens accidens qui les indiquent ; et si la gangrène s'empare de cette partie, ce ne sera point aux dilatations qu'il faudra l'attribuer, mais à la persévérance de l'accident général, je veux dire de la stupeur qui est entretenue par une cause, et qui ne permet pas aux organes qui composent la partie blessée de maîtriser les liqueurs qui y abordent.

Le second degré de stupeur est lorsque la

commotion ne s'est point étendue au-delà du membre frappé, et que cette partie seulement est stupéfiée ; cette stupéfaction doit-elle, dans ce cas, fixer particulièrement l'attention du chirurgien, et faire rejeter les incisions : c'est ce qu'il s'agit d'examiner.

La stupeur d'une partie frappée vient de la lésion des nerfs de cette partie ; c'est cette lésion qui y produit l'espèce de langueur et d'engourdissement qu'on y observe, et qui fait regarder les chairs dans lesquelles elle arrive comme peu vivantes. Cet accident s'étend plus ou moins profondément et plus ou moins loin dans le membre frappé, et pour savoir si cette espèce de stupeur doit guider la main de l'opérateur, et faire suspendre les dilatations, on doit avoir égard à la cause qui peut l'entretenir. Le coup, il est vrai, est toujours la cause première de cette stupeur, mais il n'est pas toujours vrai que cet accident soit immédiatement causé par le coup. Dans bien des cas, par exemple, ou le coup a donné lieu à des engorgemens un peu violens, ces engorgemens peuvent interrompre le commerce des nerfs dans l'endroit où ils existent, et donner lieu à une stupéfaction qui menace la partie d'une gangrène prompte. Si, dans ce cas, par rapport à cette stupeur, qui se décèle par une sorte d'insensibilité dans la partie engorgée, l'on retarde ou l'on ménage les dilatations , afin de donner lieu aux nerfs de reprendre leur jeu par l'application des résolutifs , bien loin d'aider au rétablissement du membre blessé, on travaille à sa ruine par deux moyens. Le premier , par le défaut de dilatations que la stupeur a fait ménager ; le second, par l'application des remèdes actifs pour relever le ton des nerfs , et rappeler la vie dans ce lieu offensé. Ces médicamens peuvent , par leur qualité trop pénétrante, achever de ruiner les vaisseaux dont l'action ralentie et affoiblie par le coup a permis aux liqueurs de s'y accumuler et de les engorger fortement. L'eau-de-vie a une qualité irritante , et ne peut pas non plus être un moyen convenable dans aucun des cas où les nerfs sont irrités , quelle qu'en soit la cause. Les émolliens seroient en quelque sorte plus indiqués dans les premiers momens , du moins ne pourroient-ils pas nuire à la suppuration qui peut devenir indispensable ? Mais ce sont les dilatations qui doivent dissiper l'engorgement qui donne lieu à la stupeur, et par conséquent qui doivent guérir le mal. Les dilatations sont donc dans ce premier cas absolument essentielles , et bien loin que la stupeur les

contrindique , elle engage au contraire à y recourir comme étant le plus sûr moyen qui convienne pour sa guérison , et pour obvier à des dépôts profonds et multipliés ou même à la gangrène qui pourroit survenir. Il n'en est pas ici comme dans des engorgemens œdémateux , où les oscillations des vaisseaux sont fort affoiblies ; par exemple, dans des dispositions à l'hydropisie , les incisions dans ce cas sont absolument contraires : « mais lorsque ces engorgemens
» surviennent à la suite d'un coup, et sur-tout
» d'un coup d'arme à feu, les incisions con-
» viennent, parce que l'engorgement œdémateux
» peut avoir pour cause quelqu'étranglement.
» Je ne sais même s'il est possible qu'il y ait des
» cas en semblable conjoncture où les incisions
» soient nuisibles ou même inutiles. » (a)

2°. Si la stupeur est occasionnée par l'escarre qui accompagne les plaies d'armes à feu, les dilatations sont indispensables, parce que cette escarre est quelquefois dure et sèche, et qu'elle peut en étranglant le lacis du tissu cellulaire , et les chairs voisines gêner l'action des nerfs. Ainsi l'unique remède , dans ce cas , est donc

---

(a) Fizes, Traité sur la suppuration des parties molles, page 335. Ce Traité est joint à un ouvrage d'observations de chirurgie , par M. Chirac.

de diviser l'escarre, parce que subsistant dans la plaie, il peut survenir des engorgemens, des dépôts et la gangrène, faute d'une suppuration qu'il est autant nécessaire d'établir dans ces sortes de plaies, qu'il est difficile d'y réussir pendant l'existance de l'escarre. C'est donc l'engorgement et l'escarre qui doivent dans ces deux cas guider le chirurgien et faire employer les dilatations, sans avoir égard à la stupeur, qui, lorsqu'il y a plaie et escarre, ne doit jamais fixer l'attention au point de faire ménager des incisions indiquées d'ailleurs.

Le troisième cas est lorsque la stupeur est la suite et le produit immédiat du coup ; il s'agit d'éclaircir si dans ce cas les dilatations sont indiquées ou non.

Le coup est ou n'est point accompagné de plaie ; lorsqu'il n'y a point plaie, ce n'est fort souvent que par un défaut de force dans le corps qui frappe, il peut aussi arriver que ce soit par la manière dont l'instrument attrappe le blessé ; alors il y a contusion, et cette contusion est ou grave ou moyenne ou légère. Si la contusion est grave, qu'il y ait stupeur ou non, il faut dilater ou inciser au moins le lieu le plus accablé, sinon l'espèce d'escarre ou le froncement de cette partie, peut occasionner des étranglemens et

faire

faire naître des dépôts profonds , qui exposent le malade à de nouveaux accidens , qu'il auroit été possible d'éviter, en débridant de bonne heure , pour attirer une suppuration proportionnée à l'énormité de la contusion. Mais si la contusion est moyenne , qu'elle soit ou qu'elle ne soit pas accompagnée de stupeur , on doit toujours tenter la résolution , comme étant une voie plus favorable et plus prompte ; il est vrai que , malgré les précautions, il peut arriver que la résolution ne se fasse pas entièrement , alors la suppuration qui se déclare ne peut être ni grande, ni dangereuse ; d'ailleurs, il n'y a aucun inconvénient à l'attendre en tâchant de l'éviter, parce que dans une contusion de cette nature , on ne peut supposer ni étranglement profonds, ni de grands engorgemens. Si enfin la contusion est légère , on ne peut admettre dans ce cas qu'un léger affaissement des membranes des vaisseaux, dont l'action organique se trouve un peu offensée. Il en est ici comme dans toute contusion légère produite, toutes choses égales, par toutes sortes de corps contondans, et il est clair qu'il seroit imprudent de faire aucune incision, qu'il y ait stupeur ou non, que le coup soit fait par une arme à feu ou un autre instrument , parce que ce moyen seroit absolument étranger à l'indication qui se présente, qui ne consiste qu'à fortifier les vaisseaux affoiblis et à relever leur action offensée. L'application des résolutifs est donc le seul moyen qui convienne, sauf à donner jour par la suite, s'il se fait quelque dépôt aux liqueurs épanchées ou extravasées.

Si le coup est accompagné de plaie., cette plaie est considérable ou non , elle est considérable si elle est faite de près , par un boulet ou autre corps semblable , si elle attaque des parties tendineuses , nerveuses, aponévrotiques , etc. Elle est moins de conséquence si elle est faite de loin par une balle , et si elle n'attaque que des parties musculeuses et charnues. Ainsi l'état de la plaie doit fixer toute l'attention pour la cure , et cette plaie , quoique légère , indique toujours quelques dilatations, soit pour extraire les corps étrangers qui peuvent y être restés , soit pour aider ou accélérer la suppuration. Il est vrai que s'il est des cas où l'on puisse s'en dispenser et confier l'établissement de la suppuration aux ressources de la nature , aidée de l'application des moyens convenables , c'est surtout dans une plaie légère et peu profonde , parce que l'instrument qui l'a faite ayant perdu beaucoup de sa force , l'escarre , qui n'est que peu de chose, peut tomber aisément par l'action des vaisseaux voisins , qu'on doit ranimer , en appliquant aux environs de la plaie des résolutifs d'abord légers , tels que le vin mêlé avec un tiers d'eau-de-vie , ensuite l'eau-de-vie animée d'un peu de sel ammoniac. Ces secours , en rétablissant l'action des vaisseaux offensés , rétabliront aussi celle des distributions nerveuses ; mais la stupeur n'entre pour rien dans la conduite que l'on doit tenir pour la guérison de cette espèce de plaie , et les moyens curatifs sont toujours les mêmes.

Si au contraire la plaie est grave , qu'elle soit faite d'assez près par un boulet , une pierre , un éclat de bombe , qu'elle attaque des tendons , des membranes , des aponévroses , des nerfs , qu'il y ait stupeur ou non , une plaie de cette nature exige des dilatations , parce qu'elle est toujours accompagnée d'une escarre plus ou moins dure et épaisse. L'indication principale qui se présente à remplir , est d'établir la suppuration , non-seulement pour procurer la chûte de l'escarre , développer et entraîner l'extrémité des vaisseaux brisés et contus , et aider par-là à revivifier la plaie , mais encore pour enlever les liqueurs stagnantes qui engorgent les vaisseaux dont l'action a été plus ou moins affoiblie. Cette indication ne peut se remplir d'elle-même , et les

efforts de la nature seroient absolument insuffisans. Les dilatations sont donc essentielles pour
parvenir à ce but , et elles doivent être faites
dans toute l'étendue du lieu qui paroît le plus
contus ; on doit même les étendre plus ou moins,
selon la grandeur de l'engorgement , afin de
prévenir des dépôts qui pourroient occasionner
des sinus , et retarder la cure du mal.

La stupeur n'entre donc presque jamais pour
rien dans la conduite que l'on doit tenir pour le
traitement des plaies d'armes à feu relativement
aux dilatations ; il faut dilater malgré la stupeur,
et c'est l'indication la plus pressante que l'on ait
à remplir (*a*), dans tous les cas, où il y a escarre
et contusion violente , accompagnée d'engorgemens , et étendre les dilatations dans tous les
endroits où ces engorgemens font desirer d'établir une prompte suppuration ; mais il faut se
dispenser de porter les dilatations jusqu'à la
circonférence des contusions , parce que les vaisseaux n'étant qu'affoiblis , ils peuvent se rétablir,
et ces dilatations deviennent inutiles ou même
dangereuses, à moins qu'elles ne soient indiquées par la présence de quelque corps étranger.

____

(*a*) Ambr. Paré , Liv. II , chap 3.

DEUXIÈME PARTIE.

Du traitement des plaies d'armes à feu en général.

CHAPITRE PREMIER.

LE traitement des plaies d'armes à feu en général, consiste à faire, autant qu'il est possible, une plaie simple de la plaie, et à procurer une prompte suppuration, à prévenir les accidens qui pourroient survenir ou à les corriger.

Les plaies d'armes à feu sont presque toutes compliquées ; la différence qui existe entre ces sortes de plaies, vient de leur plus ou moins grande complication. N'y eût-il que l'escarre plus ou moins épaisse qui les accompagne naturellement, elles sont toujours compliquées au moins de cet accident ; parce que l'escarre, quoiqu'attachée encore à la partie, peut être mise au nombre des corps étrangers, et cette escarre peut attirer ensuite des accidens proportionnés à son espèce. Avant que de se décider, non pas sur les moyens que l'on doit employer pour simplifier la plaie, parce qu'ils sont toujcurs les mêmes, mais sur la manière de diriger ces moyens, il faut savoir qu'elle est l'espèce de complication que l'on a à combattre. Cette complication peut venir de la présence de quelque corps étranger, de l'ouverture de quelque artère principale et de l'hémorragie qui en résulte, de l'étendue et de la pénétration de la contusion dans les chairs, de la lésion des os, des cartilages, des tendons, des ligamens, des aponévroses, des nerfs, etc. ; et du degré de contusion dont ces différentes parties sont affectées, ainsi que du désordre que le coup a porté dans toute la machine.

-Lorsqu'une plaie d'arme à feu ne s'étend que dans les chairs, la contusion y est plus ou moins forte, et c'est la force de cette contusion et les accidens qu'elle occasionne qui indiquent jusqu'où doivent s'étendre les incisions, qui sont le plus pressant remède que l'on ait à employer, comme le dit Paré. Nous nous sommes assez étendus, dans la première partie de cet ouvrage, sur la manière d'employer les incisions dans les plaies qui n'attaquent que les chairs, et dans lesquelles la contusion entraîne des accidens plus ou moins graves. Ainsi il suffit de dire ici que ce sont ces incisions qui sont le principal remède pour rendre simple une plaie d'arme à feu, parce que c'est par le moyen de ces incisions, que l'on peut facilement extraire les corps étrangers, lorsqu'il y en a, et que l'on excite dans ces sortes de plaies une suppuration prompte et louable, qui est l'intention principale que l'on doit se proposer. Il faut sur-tout étendre ces incisions avec l'attention nécessaire pour n'offenser ni les artères principales de la partie blessée, ni les tendons, etc. dans tous les lieux où il y a des étranglemens entretenus par la contusion ou autre cause, et débrider soigneusement les membranes aponévrotiques, qui enveloppent les muscles en certains endroits, afin de prévenir des abcès qui ne manqueroient pas de se faire dans leurs interstices. Si après les incisions les chairs sont en bon état, et capables de fournir à cette suppuration et de l'exciter, on panse mollement les plaies avec des plumaceaux couverts d'un digestif simple. On continue ces pansemens une fois par jour, tant que la suppuration n'est point établie ; mais lorsqu'elle devient abondante, il est nécessaire de panser deux fois, afin de prévenir les désordres que cette suppuration pourroit occasionner dans la plaie ; lesquels désordres seroient relatifs à la nature de cette suppuration et à la qualité des humeurs du blessé. On continue les mêmes pansemens , en modérant les digestifs et en couvrant la plaie avec de légers résolutifs , de même qu'à une plaie simple faite par tout autre instrument, jusqu'à parfaite guérison , à moins qu'il ne survienne quelqu'accident dépendant de la plaie. Alors on s'attache à reconnoître quel est l'espèce d'accident et la cause qui l'occasionne , et presque toujours l'on voit qu'il dépend de quelque irritation que quelque étranglement excite , parce que les incisions ou n'ont pas été portées assez loin, ou n'ont pas été dirigées de manière à débrider tous les étranglemens , en incisant dans tous les sens les endroits contus. Alors on remédie aisément à ces accidens en débridant les étranglemens que l'on découvre , et en dilatant les différens sinus auxquels ils ont pu donner lieu. Quelquefois aussi ces accidens peuvent venir de la présence de quelques corps étrangers ou de la manière de panser la plaie. Si par différens frottemens ou par des compressions trop fortes sur les chairs vives , on les irrite , ces irritations occasionnent du gonflement et de l'inflammation dans ces chairs, et cette inflammation suspend l'action des vaisseaux, et intercepte

par

par conséquent la suppuration , ou occasionne des suppurations sourdes, de mauvaise qualité, et plus ou moins éloignées de la plaie. Dès que l'on s'apperçoit que les accidens dépendent de l'une de ces causes, on les fait bientôt cesser en faisant l'extraction des corps étrangers, et en pançant les plaies mollement et avec plus de précautions, soit en appliquant les bourdonnest, dans les cas où les plaies sont grandes, profondes, et avec beaucoup de perte de substance, sans faire aucun tamponage , soit en appliquant les plumaceaux et les compresses, etc. lorsque ces plaies sont superficielles ; et l'on remédie aux inconvéniens que ces pancemens peu méthodiques ont occasionnés , en donnant jour, par des incisions convenables, aux épanchemens ou aux suppurations vicieuses et éloignées qu'ils ont excités.

Lorsque les tendons et les nerfs sont affectés, ils peuvent être ou contus ou divisés par l'instrument qui a frappé. Dans le premier cas, cette contusion peut être très-violente ; alors il est bien difficile de pouvoir les conserver , parce que l'irritation que cause leur blessure ne tarde pas à exciter le spasme de la partie, et bientôt après des convulsions générales, qui conduisent le malade au tombeau. *Convulsio in vulnere lethalis est*, dit Hippocrate (*a*). Ainsi dès que la partie blessée est menacée de convulsions, ou dès qu'elles commencent à se faire appercevoir, il est plus prudent de faire la section des portions tendineuses, et nerveuses piquées, contuses et déchirées, afin de prévenir des accidens qui seroient plus funestes que la perte du mouvement de la partie ; mais si ces parties ne sont que légèrement contuses, on peut tenter de résoudre, par les moyens proposés dans la première partie, les liqueurs qui les engorgent, ou faciliter l'exfoliation des portions tendineuses affectées, lorsque leur lésion n'occasionne pas des accidens qui obligent à les retrancher. Il n'en est pas ainsi si les accidens dépendent de la compression, de l'irritation ou de la contusion des ligamens ou des aponévroses ; il est rare que les incisions faites à propos dans ces parties ne calment pas ces accidens, à moins qu'ils ne dépendent de la présence de quelques corps étrangers : dans ce cas, ils ne cèdent qu'après en avoir fait l'extraction. Il faut se rappeler que par la texture plus serrée des aponévroses,

---

(*a*) Aphoris. 2, liv. 5.

les contusions de ces parties sont plus redoutables que celles des chairs , et que le jeu
des vaisseaux qui aident à les former étant
une fois offensé , ce jeu se rétablit bien moins
aisément , et qu'alors les liqueurs qui les engorgent ne peuvent que difficilement se résoudre. Quelquefois elles excitent l'inflammation de l'aponévrose , et même sa pourriture.

Dans ces cas, ce sont les incisions multipliées et faites dans tous les sens , dans toute
l'étendue de l'aponévrose qui paroît affectée
par la violence de la contusion, qui peuvent
prévenir ou remédier à ces désordres.

La contusion des os est aussi fort à redouter,
si l'instrument qui l'occasionne frappe l'os
immédiatement après avoir divisé les chairs et
les autres parties qui le recouvrent , parce que
cette contusion peut offenser la membrane
intérieure de l'os , et y occasionner des épanchemens.

Si la portion de l'os frappée est en même-
temps grandement fracturée , et qu'elle soit
d'une des extrémités du corps , toute cette
portion frappée et brisée doit fort souvent tomber , parce que l'embouchure des petits vais-

seaux qui y aboutissent se trouvant racornie,
ils n'apportent plus dans ce lieu la nourriture
nécessaire, ni les sucs qui conviendroient pour
l'agglutination des pièces fracturées ; alors le
membre se raccourcit quelquefois de la longueur de la portion de l'os séparée (a).

____

(a) Mém. de l'Acad. de Chirurgie, tom. 5, pag. 287.

CHAPITRE II.

*De la manière de pancer une plaie d'arme
à feu qui intéresse les tendons, les nerfs,
les ligamens, les aponévroses, les os, etc.*

Pour pancer une plaie d'arme à feu qui intéresse toutes ces parties, il faut, après avoir fait
les incisions nécessaires, extraire les corps étrangers, s'il y en a, et s'il est possible d'en faire
l'extraction dès ce premier appareil, sans causer
des irritations ou des tiraillemens trop violens.
Sinon il seroit plus prudent d'attendre quelques
jours de plus, parce qu'alors la suppuration, en
s'établissant, peut les ébranler et faciliter leur
issue ; si cependant la présence de ces corps
étrangers occasionnoit des accidens considérables, il faudroit les extraire en faisant des incisions suffisantes, sans ménager aucunes parties,
excepté les principaux troncs d'artères. Quand
on découvre qu'une balle est derrière un tendon,
il ne faut pas hésiter, lorsqu'il est altéré, de le
couper, afin de faire cesser les accidens. Si,
après l'extraction de ces corps étrangers, il survient une hémorragie, que leur présence pou

voit suspendre, il y faudra mettre ordre avant le pancement de la plaie , soit par la ligature du vaisseau ouvert, ou par quelque compression, après quoi l'on pansera la plaie. Il faudra appliquer sur chaque partie blessée des médicamens qui leur soient convenables ; des dessicatifs , tels que l'esprit de térébenthine , sur les parties tendineuses, aponévrotiques , etc. , altérées , et des digestifs sur les chairs. Il faut éviter soigneusement les spiritueux , qui sont inutiles sur les escarres , dangereux sur les chairs vives après les incisions, par l'irritation et la crispation qu'ils occasionnent , et pernicieux sur les chairs violemment altérées , soit avant, soit après les incisions , parce qu'ils peuvent , comme nous l'avons dit dans la première partie , achever de ruiner les vaisseaux accablés. Qant aux os , il faut extraire toutes les portions détachées , et même détacher avec le bistoury celles qui sont fort vacillantes , qui sont toujours affectées par la contusion violente. Il seroit inutile d'attendre dans ces sortes de cas , la réunion des pièces d'os détachées ; il n'en est pas ici comme dans les fractures ordinaires, où les pièces d'os ne sont pas accablées par une contusion qui a détruit tout-à-fait l'action des vaisseaux qui entrent dans la composition de ces os , et qui leur fournissent les sucs dont ils ont besoin. Ici toute l'action de ces vaisseaux est détruite, ainsi il est impossible qu'ils fournissent à ces pièces d'os détachées les sucs libres et purs qui seroient nécessaires pour leur agglutination, et qu'ils puissent par conséquent les réunir et les consolider avec les parties principales. Il faut dans ces sortes de cas séparer ces pièces avec beaucoup d'attention pour ne point offenser les vaisseaux principaux, car autrement il vaudroit mieux les laisser tomber d'elles-mêmes, quelque prolongation qu'il en pût résulter pour la guérison de la plaie, pourvu qu'elles ne causassent point d'irritations ou des convulsions violentes, car dans ce cas, il faudroit, avec de plus grands ménagemens, tâcher d'en faire l'extraction.

Le second pancement se fait de la même manière un ou deux jours après le premier, et l'on continue ainsi, jusqu'à ce que la suppuration soit établie, parce que si elle devient abondante, il est fort souvent nécessaire de pancer deux fois par jour. Une attention qu'il faut avoir dans ces pancemens, c'est que les digestifs ne touchent point aux parties tendineuses, aponévrotiques, ni osseuses, qui doivent toujours, autant qu'il est possible, être recouvertes de médicamens dessicatifs, parce que ces parties ne peuvent pas, de même que les chairs , être réparées par la suppuration , et qu'elles doivent au contraire s'exfolier ou être séparées dès qu'elles sont alté-rées. Ainsi tous les médicamens gras ou pour-rissans y sont préjudiciables et incapables d'opérer l'effet que l'on doit desirer. Il faut encore pren-dre garde que les chairs qui se développent ne recouvrent pas trop promptement les portions tendineuses , aponévrotiques ou osseuses alté-rées , qui n'en doivent être recouvertes qu'après que les endroits affectés sont exfoliés et enlevés ; autrement les chairs qui croîtroient par-dessus ces parties viciées et affectées par la contusion violente , seroient des chairs fongueuses , de mauvaise qualité , et qui ne pourroient pas se cicatriser solidement. Dès qu'il ne survient point d'accident dépendant ou des irritations des parties blessées , faute d'avoir fait les incisions suffi-santes , ou des tiraillemens que les pointes des os brisés peuvent faire aux parties tendineuses ou aponévrotiques , faute d'avoir été coupées ou séparées , ou de la présence de quelque corps étranger , dont on n'auroit pas encore fait l'ex-traction ; faute quelquefois de l'avoir découvert, ou enfin de quelque circonstance dépendante du pancement, il n'y a rien qui diffère du traitement d'une plaie simple , et ces plaies se guérissent

comme

comme celles qui dépendent de toute autre cause ;
mais si la gangrène survient à ces sortes de plaies ,
il faut, dans tous les cas, multiplier les incisions, non-seulement dans tous les endroits gan-
grenés, mais encore dans tous les lieux fortement contus et engorgés , afin d'arrêter le progrès
de la gangrène , lorsque cela est possible. On
pance ensuite les plaies avec un digestif animé.
On évite toujours les spiritueux dans toutes les
plaies , parce qu'ils sont capables de suspendre
ou de nuire à la suppuration. On peut cependant
appliquer des compresses trempées dans l'eau-de-
vie sur les chairs éloignées des plaies, et jusques
auxquelles les incisions ne se sont pas étendues.

CHAPITRE III.

De la manière de prévenir les accidens qui pourroient survenir, ou d'y remédier.

LES accidens qui peuvent survenir sont, comme nous l'avons dit ci-devant, des syncopes, des convulsions, des hoquets, des vomissemens, des insomnies, la fièvre, le délire, le froid excessif et universel, l'hémorragie, le gonflement considérable de la partie blessée, l'équimose, les grands abcès, le reflux de matières purulentes, les dépôts dans l'intérieur, les douleurs violentes, la gangrène et la mortification. Quelques-uns de ces accidens dépendent quelquefois de l'affection portée au cerveau par la commotion, tels sont les syncopes, les convulsions, les hoquets, les vomissemens, les insomnies, le délire, le froid universel. Dans ce cas, l'on ne peut les prévenir, mais l'on peut seulement tenter de les corriger par les remèdes généraux, c'est-à-dire, par la saignée, plus ou moins répétée, selon le tempéramment du blessé, par un régime proportionné à sa plénitude et à la grandeur de ses blessures, lequel doit cependant être relatif à sa manière de vivre ordinaire, c'est-à-dire, qu'il doit être communément moins rigoureux pour ceux qui sont naturellement grands mangeurs, que pour d'autres ; mais cet objet mérite beaucoup d'attention, sur-tout dans le tems des plus grands accidens. On joint à ces moyens les évacuations nécessaires et relatives à la plénitude du blessé, et aux indications qui se présentent. Il faut, au reste, se rappeler ce que nous avons dit au sujet de la commotion et de la stupeur. Quelquefois ces accidens dépendent de la lésion particulière de certains organes ou de quelques viscères. Par exemple, une perte de sang considérable produite par l'ouverture d'une artère essentielle, fait tomber le malade en syncope, et peut, s'il ne périt pas, causer un froid universel. Dans ce cas, les moyens curatifs, dès qu'il n'est pas possible de prévenir le mal, consistent à réparer les forces perdues en donnant plus souvent des alimens fort nourrissans et incapables de fatiguer le malade, tels sont d'excellens consommés. Les boissons légèrement fortifiantes ; par exemple, un peu de bon vin trempé, n'y sont pas contraires, en n'en continuant pas l'usage trop long-tems, crainte que par leur qualité spiritueuse elles n'excitent trop fort le jeu des vaisseaux, et le mouvement des liqueurs, ce qui pourroit faire recommencer l'hémorragie. L'irritation des parties tendineuses, aponévrotiques, ou nerveuses, occasionne des convulsions, des insomnies, et quelquefois le délire ; et cette irritation peut dépendre de la piqûre, de la contusion violénte, ou de la compression de ces parties, soit que ces derniers accidens aient été produits immédiatement par l'instrument qui a frappé, ou qu'ils dépendent de la présence de quelque corps étranger, tel qu'une balle, qui comprime ou qui tiraille ces parties, une pièce d'os séparée, soit totalement ou seulement en partie qui les pique et les irrite ; un éclat de pierre, une pièce de monnoie, etc. que le corps qui a frappé peut avoir entraîné dans la partie blessée. On sait que la lésion de l'estomac et du diaphragme cause des hoquets et des vomissemens, etc. Ces circonstances sont étrangères au traitement ordinaire de ces sortes de plaies. Les incisions sont le moyen le plus convenable pour remédier à la plupart des accidens dont nous venons de parler ; il faut achever de couper les tendons et les nerfs blessés, ou violemment contus. Il faut inciser en différens sens les aponévroses offensées, et extraire les corps étrangers qui, par leur présence, peuvent donner lieu aux convulsions, etc. et alors ces accidens cesseront.

L'hémorragie qui n'a pas paru dans l'instant d'un coup d'arme à feu se déclare quelquefois à la chûte de l'escarre, comme nous l'avons dit plus haut, parce que cette escarre lorsqu'elle est un peu épaisse, fronce et resserre l'extrémité des vaisseaux divisés, et par-là peut suspendre l'issue du sang lorsque ces vaisseaux ne sont pas des artères considérables. Cette hémorragie peut encore être interceptée quelque tems par la présence de quelque corps étranger, qui bouche l'ouverture du vaisseau divisé ; par exemple une portion des vêtemens du blessé que la balle auroit introduit dans la plaie, de la bourre, une balle même, selon sa position, etc. Ces corps étrangers peuvent suspendre l'hémorragie jusqu'à ce que la suppuration, en les détachant, les éloigne de l'ouverture du vaisseau. Pour remédier à cet accident, il faut dès que l'hémorragie paroît, découvrir le vaisseau ouvert, par des incisions convenables, si l'on ne peut pas y réussir sans ce moyen, et en faire la ligature, à moins que cette hémorragie ne puisse céder à quelques compressions légères, qu'on pourroit faire dans le pancement, pourvu que ces compressions soient incapables de nuire à la plaie. Mais si l'hémorragie venoit de

quelque artères essentielles pour la nourriture de
la partie, et que la ligature ou la compression at-
tirassent la gangrène et enfin la mortification,
il faudroit se conduire comme nous le dirons
par la suite.

Le gonflement considérable de la partie blessée
vient d'une contusion dans les chairs ou dans les
parties graisseuses qui la composent, si l'on n'a
pas, dès le commencement, prévu ce gonflement par des saignées répétées, selon le tempéramment du blessé, par un régime convenable
et l'application des topiques nécessaires. Ce gonflement peut aussi dépendre de ce qu'on auroit
négligé d'inciser suffisamment le centre d'une
contusion violente, ou enfin de ce que les bandes
qui contiennent l'appareil seroient trop serrées.
Car dans le pancement de la plupart des plaies
d'armes à feu, les bandes ne doivent servir
qu'à contenir l'appareil, quelquefois même elles
sont entièrement inutiles, selon la situation des
plaies, lorsqu'il n'y a ni fracture, ni luxation à
contenir.

L'équimose est une infiltration de sang dans
le tissu cellulaire et dans les interstices des muscles.
Elle est une suite ordinaire d'une contusion violente, lorsque le sang arrêté dans les vaisseaux
ne peut pas reprendre le torrent de la circula-

tion. Si ces vaisseaux ne sont pas divisés et qu'ils agissent encore, quoique plus ou moins foiblement, sur les liqueurs qu'ils contiennent, une partie de ces liqueurs peut transuder au travers des pores de leurs membranes et s'infiltrer dans le tissu cellulaire et former une équimose plus ou moins considérable. Cette équimose peut aussi venir de l'ouverture de quelques vaisseaux, lorsque les liqueurs qui en sortent ne se forment aucun foyer particulier, et qu'elles s'insinuent et se répandent dans le tissu cellulaire et dans l'intervalle des muscles ou dans les membranes qui les enveloppent, lorsque ces membranes ont souffert quelque division, qui permet l'intromission du sang. On ne peut prévenir cet accident ou y remédier, lorsqu'il est survenu, que par les remèdes généraux, les saignées, le régime, les topiques plus ou moins résolutifs et employés avec discernement, et les évacuans. Quelquefois il est à propos, lorsque l'équimose est considérable, de faire quelques légères scarifications, pour accélérer la guérison, en donnant issue aux liqueurs infiltrées. Par ce procédé on peut même prévenir des épanchemens que pourroient former les liqueurs éparses, en s'accumulant, lesquels épanchemens prolongeroient beaucoup la cure du mal, sur-tout s'ils prenoient la voie de la suppuration , qui est la plus commune en pareil cas.

Il arrive assez souvent que les violentes contusions donnent lieu à de grands abcès , lorsqu'elles pénètrent fort avant dans les chairs , et qu'il n'a pas été possible de résoudre les liqueurs qui engorgent les vaisseaux , ou que des incisions trop ménagées n'ont pas , par une suppuration proportionnée à la grandeur de la contusion , attiré au-dehors les sucs qui par leur croupissement , soit dans ces vaisseaux énervés , soit dans des foyers plus ou moins éloignés , forment ces abcès. Lorsqu'on n'a pas pu prévenir ces accidens par les remèdes généraux , il faut tâcher d'y remédier en ouvrant à propos les épanchemens qui se manifestent au-dehors, ou qui se font sentir par la fluctuation et en dilatant tous les sinus que ces épanchemens ont pu occasionner. On pance ensuite les plaies avec quelque digestif convenable , jusqu'à ce que les chairs soient suffisamment détergées , et que l'on puisse , sans risque , les conduire à cicatrice. Il faut toujours et en général , dans toutes sortes d'occasions, avoir l'attention que nous avons déjà indiquée pour les tendons , les aponévroses , les ligamens , les os , etc. , lorsque ces parties restent à découvert après l'ouverture des abcès.

Quelqu'attention

Quelqu'attention que l'on apporte dans le traitement de ces grands abcès , on ne réussit pas toujours, sur-tout si l'on a à combattre les intempéries de l'air , l'inconduite des malades , leur mauvais tempéramment ou le vice de leurs humeurs (a). Ces inconvéniens s'opposent au succès , et quelquefois les humeurs qui forment ces abcès sont repompées par les vaisseaux, et il en résulte des reflux de matières purulentes , qui se décèlent par la cessation de la suppuration et la sécheresse de la plaie , par la fièvre violente , etc. , accidens qui font très-promptement périr les malades. Tant que ces humeurs sont contenues dans les vaisseaux et qu'elles circulent , on peut ou tenter de les dissiper par les vomitifs et les purgatifs , ou tâcher de les attirer au-dehors , par l'application de quelque médicament fort attractif ; ou même par l'usage d'un cautère ou d'un vessicatoire propre à former un égoût et à servir d'issue à ces humeurs dangereuses. Mais il arrive quelquefois que ces matières , après avoir pris la route de la circulation , se déposent ailleurs d'elles-mêmes. Si l'on est assez heureux pour que ces dépôts se forment à l'extérieur , on y remédie en les ouvrant de bonne-heure et en

____

(a) Ambr. Paré, Liv. 10 , page 409.

8

attirant dans ces abcès, par l'application des suppuratifs et des digestifs, toute l'humeur qui peut
rouler dans les vaisseaux, et qui pourroit encore
causer ailleurs de grands accidens. Mais si ces
dépôts se font dans l'intérieur, comme il n'arrive
que trop souvent, il est difficile d'y mettre ordre,
et très-communément ces malades périssent,
parce que les organes où se font ordinairement
ces sortes d'épanchemens, sont le cerveau, les
poumons et le foie, et qu'il n'est pas possible
d'imaginer le lieu qu'occupe le dépôt dans la
plupart de ces viscères. Cependant si le transport
de la matière purulente s'étoit fait dans la partie
du grand lobe du foie, qui répond à l'extérieur
de l'hipocondre droit, on pourroit quelquefois,
en découvrant le dépôt par la fluctuation, comme
elle s'est souvent manifestée dans des abcès de
cette partie, on pourroit, dis-je, ouvrir ce dépôt
et le pancer selon les règles de l'art ; mais ces
cas sont si rares, et d'ailleurs si dangereux par
eux-mêmes, que les malades qui sont réduits à
cette triste extrémité, sont toujours regardés
comme perdus.

La fièvre ne doit pas être toujours regardée
comme un accident ; quelquefois son absence est
plus fâcheuse que sa présence. Dans toutes les
tumeurs, par exemple, qui doivent venir à sup-

puration, la fièvre ne paroît que lorsque la matière purulente se dispose, par l'action des vaisseaux, à se ramasser dans un seul foyer; dans ce cas, la fièvre annonce la suppuration, et bien loin qu'on doive la regarder comme accident, elle doit au contraire paroître d'un bon augure : aussi est-elle précédée de symptômes favorables, car c'est alors que commencent à se calmer les douleurs énormes que causoient les progrès de la tumeur et les efforts des vaisseaux, et des muscles voisins, pour tourner en suppuration louable les sues qui les engorgeoient, et les rapprocher de la peau. Ces douleurs interceptoient ou cachoient la fièvre, si l'on peut parler ainsi, parce que toutes les douleurs violentes dans quelques parties qu'elles aient leur siége affaissent le pouls, et le tiennent dans une sorte d'inaction, et lorsque ces douleurs sont excessives, elles portent un engourdissement et un sentiment de stupeur dans les nerfs qui, en épuisant les forces vitales, empêche la fièvre qui doit en être l'effet. C'est pour cette raison que les plaies d'armes à feu, lorsqu'elles sont considérables, ne sont, communément, suivies de fièvre qu'après le calme rétabli dans la machine. Lorsque la fièvre survient, dit Hippo-

crate (*a*), à ceux qui souffrent des convulsions
ou extensions de nerfs, ils en sont délivrés. Dans
ce cas, la fièvre doit être regardée comme un
symptôme favorable, non pas qu'il faille croire
pourtant que ce soit la fièvre qui guérisse ces
convulsions, mais c'est parce qu'elles s'appai-
sent, ou que la cause qui les entretenoit est
épuisée ou enlevée, que la fièvre survient. Ainsi
la fièvre annonce seulement que le calme est
rétabli. C'est, sans doute, dans ce sens que l'entendoit le prince de la médecine ; car la fièvre
ne peut pas être regardée comme un moyen qui
guérit les convulsions ; elle est au contraire quelquefois elle-même une affection convulsive produite par une irritation locale (*b*). Cette circonstance mérite beaucoup d'attention ; car si les
convulsions sont occasionnées par le tiraillement
ou l'irritation de quelque partie tendineuse ou
nerveuse, soit par la lésion de ces parties, soit
par la présence de quelque corps étranger ; la
fièvre, dans ce cas, ne doit pas être regardée
comme un signe qui promet la cessation des convulsions, puisqu'on sait que la cause subsiste ;
et ces convulsions doivent continuer jusqu'à la

(*a*) Liv. 4. Aphor. 57.
(*b*) Quesnay, Traité des Fièvres, tom. I, pag. 215.

mort, si la cause qui les entretient continue ; mais si ces convulsions, ayant la même cause, ou toute autre, ne sont point accompagnées de fièvre, parce que les douleurs sont excessives au point d'intercepter l'action des artères en tenant leurs membranes dans une sorte d'érétisme, alors si l'on fait la section des parties tendineuses ou nerveuses blessées, ou que l'on retire les corps étrangers, qui entretiennent ces convulsions, ou qu'enfin l'on fasse cesser les autres causes qui peuvent y donner lieu, la fièvre survient, et elle est alors un favorable avant-coureur qui, en annonçant que la cause est détruite, fait espérer la guérison. Ainsi l'on voit par cet exposé que lorsque la fièvre dépend d'irritations produites par quelques-unes des causes extérieures, dont nous venons de parler, ce sont les incisions qui sont l'unique remède que l'on ait à employer, soit pour faire la section des parties tendineuses ou nerveuses blessées, soit pour faire l'extraction des corps étrangers. Mais la fièvre doit être regardée comme un accident très-grave lorsqu'elle annonce un reflux de matières purulentes, ou quand elle dépend du vice des humeurs du blessé, ou des mauvaises qualités de l'air capables de changer l'état des plaies. Fort souvent il n'est pas possible de prévenir ce reflux, qui vient

quelquefois du trouble et du saisissement du
blessé, à l'occasion de quelque peur, ou de quelque appréhension par rapport à son état, lorsque sa connoissance le met à portée d'en sentir
l'importance. Dès que quelques passions défavo-
rables ont donné lieu à ce reflux de matières
purulentes, on peut, par des impressions contraires, et en tâchant d'introduire dans l'esprit
du malade la tranquillité dont il a besoin, remédier à ce désordre, et rappeler la suppuration
dans la plaie en la pançant méthodiquement, et
enfin prévenir par-là les funestes effets de cet
accident.

Nous avons indiqué les moyens de corriger,
autant qu'il est possible, les humeurs viciées du
blessé. Mais si la fièvre dépend des qualités contraires de l'air, comme on ne peut prévenir ses
vicissitudes, on peut seulement remédier quelquefois aux funestes effets qu'elles causent, en
tenant le malade dans un lieu qu'on puisse
échauffer lorsque l'air est trop froid. Si au contraire il est trop chaud, on permet la communication de l'air extérieur par le moyen de quelques ouvertures.

Si les mauvaises qualités de l'air viennent de
ce qu'il est trop humide, et sur-tout orageux,
circonstance très-préjudiciable à la guérison des

plaies , principalement de celles qui sont accompagnées de contusions ou inondées par des équi-
moses , ou des épanchemens, parce qu'un vent
chaud et humide est très-propre à y attirer la
gangrène , comme l'a très-bien observé Ambroise
Paré , qui nous l'a transmis par ces expressions
gauloises :

Quand auster vente la partie
Qui est navrée est tôt pourrie.

Il entendoit par auster le vent du Midi , comme
étant le plus chaud et le plus pourrissant dès
qu'il est humide. Il est fort difficile de prévenir
les effets de ces impuretés de l'air. Ambroise
Paré leur attribue entièrement la mauvaise tour-
nure que prennent quelquefois les plaies d'arquebuses (*a*). On peut pourtant , par rapport à l'humidité , faire dans les salles des malades un feu
modéré et proportionné à la chaleur du tems.

Les douleurs sont de deux sortes. Celles qui
accompagnent immédiatement le coup sont de
la première espèce. Lorsqu'un instrument qui
frappe fait plaie , cette plaie est accompagnée
d'une contusion plus ou moins forte , et cette
contusion, en fronçant l'extrémité des vaisseaux
les plus accablés , étrangle et irrite ceux qui leur

(*a*) Liv. 10 , pag. 409.

répondent, et peut causer par-là des douleurs
assez considérables, d'autant mieux que ces étranglemens donnent lieu à des engorgemens capables
d'exciter de vives douleurs. De plus, l'instrument
peut, en frappant, blesser, comprimer les portions nerveuses, aponévrotiques, etc. qui répondent dans la plaie, et la lésion de ces différentes parties, mais sur-tout celle des nerfs,
peut occasionner des douleurs violentes. Lorsque
le corps qui a frappé n'a pas divisé les chairs,
il peut y survenir un engorgement plus ou moins
considérable qui se forme par degrés dans les
vaisseaux affectés par la contusion, et de-là des
douleurs relatives à la tension des parties contuses. Lorsque l'instrument qui a frappé a fait
une plaie, et qu'il est resté dans cette plaie, ou
qu'il y a introduit quelques corps étrangers, si ces
corps étrangers sont, par leur situation, disposés
de manière qu'ils irritent des parties nerveuses
ou aponévrotiques, les douleurs qui en résultent
sont d'une seconde classe, et ces douleurs sont
proportionnées à la tension, à la compression,
enfin à l'irritation que ces corps étrangers causent sur ces différentes parties. Quelquefois
elles vont jusqu'à occasionner le spasme de la
partie blessée, qui bientôt après, s'il continue,

entraîne

entraîne le froid, la coagulation du sang, etc. (a) accidens qui conduisent le malade au tombeau lorsqu'on ne remédie pas promptement à la cause qui y donne lieu. Dans tous les cas où les douleurs dépendent de la crispation des chairs qui forment la plaie, les incisions sont le seul moyen curatif, parce qu'il faut nécessairement que ces chairs suppurent, et que ce sont les incisions qui donnent lieu à cette suppuration. Ainsi les incisions sont l'unique remède pour calmer les douleurs violentes presque dans tous les cas.

La gangrène est un accident qui peut survenir aux plaies d'armes à feu. Il est quelquefois possible de le prévenir, et fort souvent ce mal n'est pas sans ressource : plusieurs causes peuvent faire naître la gangrène dans une partie blessée. La commotion violente qui a affecté les opérations du cerveau, la contusion considérable, des pancemens peu méthodiques, la chaleur et l'humidité de l'air. Une commotion violente qui pénètre jusqu'au cerveau, et qui affecte les fonctions de ce viscère, expose en général toutes les parties du corps à tomber en paralysie, et quelquefois en gangrène, si cette interception

____

(a) Quesnay, Traité des Fièvres, tom. I, pag. 244.

se porte jusqu'à l'action des artères ; mais la partie blessée y est beaucoup plus exposée que toute autre , parce que les organes qui la composent sont particulièrement affectés. Une contusion considérable et des pancemens peu méthodiques peuvent attirer la gangrène dans une plaie d'arme à feu , plutôt encore que dans toute autre. D'abord, si les incisions ont été trop ménagées ou n'ont pas été conduites dans tous les endroits où elles étoient nécessaires. Secondement , si dans les pancemens on a mal appliqué les pièces de l'appareil , et qu'on ait fait des tamponages dans la plaie capables de suspendre l'évacuation des sucs pernicieux qui peuvent s'y accumuler. La chaleur , jointe à l'humidité de l'air , peut aussi donner lieu à la gangrène dans les plaies où il y a de fortes contusions , et où les liqueurs engorgent de plus en plus les vaisseaux , parce que cette humidité , jointe à la chaleur de l'air , porte encore dans les chairs accablées , par l'abondance des sucs , un fluide qui achève d'étouffer l'action des vaisseaux en noyant ces chairs , et en les rapprochant de leur décomposition putride. Souvent il n'est pas possible de prévenir la gangrène qui dépend d'une commotion qui affecte les fonctions du cerveau, et il n'est pas aisé non plus de remédier à un pareil accident. On peut tenter d'empêcher ses progrès et de le guérir par les moyens capables de rétablir les opérations du cerveau, comme nous l'avons indiqué dans la première partie, si cet accident dépend d'une contusion énorme, qui ait détruit la vie des chairs, il est encore impossible de le prévenir; mais si cette gangrène survenoit faute d'avoir fait les incisions indiquées, on peut en prévenir les suites en faisant ces incisions dans les différens endroits où elles conviennent. Si enfin la gangrène dépendoit des impuretés de l'air, on pourroit, en employant les moyens que nous avons proposé plus haut, en suspendre le cours. On doit joindre à la manière de pancer convenablement la plaie pour s'opposer aux progrès de la gangrène, les remèdes intérieurs, les cordiaux donnés avec précaution, peuvent rétablir et soutenir l'action des vaisseaux languissans. Le quinquina ne doit pas sur-tout être oublié, cependant il faut le donner avec assez de ménagemens et de précautions pour ne pas produire un mal plus grand que celui pour lequel on l'emploie. Le quinquina, dans tous les cas de gangrène, même de causes externes, peut contribuer à relever l'action des vaisseaux affoiblis; mais employé sans ménagemens et sans principes, il peut ranimer cette action au point et de manière à l'énerver, soit dans la partie blessée, soit ailleurs. Lorsqu'enfin il n'a pas été possible de remédier à la gangrène et de prévenir ses progrès, toutes les chairs gangrenées tombent en mortification, et alors elles sont entièrement sans ressources.

Nous avons, dans différens endroits de cet ouvrage, distingué la gangrène de la mortification, et nous ne doutons pas qu'il y ait une fort grande différence entre ces deux états. « La » gangrène est un commencement à la mortifi- » cation, et l'on peut dire que c'est un chemin » à une entière corruption des tuyaux et des » liqueurs qui composent les parties (a). » Nous sommes persuadés qu'il y a presque autant de différence entre la gangrène et la mortification, qu'il y en a entre la mortification et la putréfac- tion. La gangrène est une mortification impar- faite ; enfin elle est un mal ; et la mortification n'en est plus un, parce qu'un mal suppose un état auquel il est possible d'apporter du remède : telle est la gangrène. On peut la guérir, et l'on doit le tenter ; mais il est absolument impossible de guérir une partie ou des chairs entièrement mortifiées, et il y auroit de la témérité et de

____

(a) Verduc, Pathologie, tom, I, pag. 245.

l'ignorance à l'entreprendre. Les anciens n'ont pas confondus ces deux états ; ils appeloient gangrène un acheminement à la mortification, c'est-à-dire une partie dans laquelle la plupart des organes et des vaisseaux qui y entrent sont tellement affectés qu'ils n'ont plus qu'un seul pas à faire pour être entièrement morts. La gangrène, dit Ambr. Paré (a), est une disposition qui tend à mortification de la partie blessée, qui n'est encore morte ni privée du tout de sentiment ; mais elle se meurt peu-à-peu, ensorte que si bientôt on n'y donne ordre elle se mortifiera du tout, voire jusques aux os, ce qu'on appelle en grec sphacele ; et lorsque les chairs gangrenées tomboient en mortification parfaite, ils appeloient cet état sphacele. Heister (b), n'a pas non plus confondu la gangrène avec la sphacele. Ainsi l'on voit qu'entre la gangrène et la pourriture il y a un intervalle qui doit être occupé par la mortification, laquelle mortification n'est plus susceptible que de putréfaction. La pourriture est donc, comme on voit, précédée de la mortification, parce que des chairs ne peuvent pourrir sans être mortes ; la mortification est précédée de la

---

(a) Ambroise Paré, liv. 12, chap. 20.
(b) Institutiones Chirurgicæ, page 319.

gangrène, puisqu'on traite quelquefois avec succès cette gangrène, et qu'il n'est pas possible de
guérir ce qui est mort; la gangrène est précédée d'engorgemens, (c'est-à-dire la gangrène
humide); ces engorgemens le sont d'inflammations, et ces inflammations le sont d'affections
encore moins sensibles; de sorte que la gangrène étend quelquefois ses racines fort au loin,
circonstance qui mérite la plus grande attention,
sur-tout lorsqu'il s'agit de faire l'amputation
d'un membre attaqué par la mortification et la
gangrène. Ces deux états se suivent quelquefois
de si près, que dans une même partie ils se
rencontrent fort souvent et communiquent ensemble.

Il est aisé de voir par tout ce que nous avons
dit dans cette seconde partie, que l'espèce de
contusion particulière qui accompagne toujours
plus ou moins toutes les plaies d'armes à feu,
est l'unique différence qui existe entre ces sortes
de plaies et celles qui sont faites par d'autres corps
contondans, sans parler de l'espèce de commotion que chacunes d'elles peuvent occasionner,
et que la différence qu'il y a entre le traitement
des unes et des autres, vient de la nécessité
d'employer les incisions dans toutes les plaies
d'armes à feu, tandis que dans la plupart des autres

plaies , il n'est pas toujours indispensable de recourir à ce moyen , et qu'il n'y a que dans celles
qui sont violemment contuses où l'on soit quelquefois obligé de l'employer pour remédier aux
engorgemens que cause une telle contusion , et
faire naître une bonne suppuration dans les chairs
où existent ces engorgemens , au lieu que les
plaies d'armes à feu exigent quelquefois des incisions par rapport à la contusion violente ,
comme ces autres plaies , mais qu'elles en exigent
toujours par rapport à l'escarre qui les accompagne. Il est vrai que cette escarre est quelquefois si
peu de chose que l'on peut se dispenser d'employer
les incisions , mais nous croyons cependant qu'il
est toujours plus prudent d'en faire quelques-
unes dès qu'il y a plaie.

L'on voit encore combien la torréfaction dans
le traitement des plaies d'armes à feu , est un
moyen condamnable. Cette torréfaction ne pourroit convenir que dans le cas où la lésion d'un
tendon ou d'une aponévrose , causeroit des irritations violentes et des convulsions ou générales
ou particulières. Alors la torréfaction en cauté-
risant la partie irritée , pourroit calmer la douleur , de même que l'application de la pierre à
cautère , sur la piqûre d'un tendon par une
saignée , calme les accidens que cette piqûre

peut causer. Mais comme il faudroit toujours en venir à la section du tendon ou de l'aponévrose, après la torréfaction, si elle pénétroit bien avant dans l'épaisseur de ces parties, il nous paroît plus intéressant de faire cette section dès qu'on s'apperçoit qu'elles sont altérées, que d'attendre après les avoir cautérisée par la torréfaction, puisque l'on peut par-là éviter au malade la peine d'une opération inutile et quelquefois douloureuse, parce qu'elle peut, quelques précautions que l'on prenne, atteindre les parties sensibles. Ambroise Paré condamne, par vives raisons, la façon de Vigo, qui brûloit avec l'huile bouillante les plaies d'arquebuses et les cautérisoit. « Au contraire, dit il, la méthode » qui guarit telles plaies par les suppuratifs, est » autant douce et salubre que celle dudit Vigo » est cruelle et pernicieuse » (a). Les anciens, qui cautérisoient les plaies d'armes à feu, les soupçonnoient empoisonnées, et c'étoit ce prétendu poison qui leur indiquoit de torréfier. Mais aujourd'hui que l'on est bien détrompé sur cet empoisonnement, il est inutile d'employer un moyen que l'on n'employoit alors que pour remédier à un mal que l'on sait ne pas exister.

____

(a) Liv. 10, pag. 409.

Cette

Cette torréfaction ne peut donc produire dans les parties qu'une escarre puisqu'elle cautérise, et c'est précisément cette escarre qu'il s'agit d'enlever ; et que l'on a presque entièrement réduit une plaie d'arme à feu à l'état d'une plaie simple, dès que l'on a réussi à détruire, par les incisions, l'escarre qui se rencontre, parce que tous les accidens que pouvoit causer cette escarre, en crispant les vaisseaux se dissipent plus aisément.

TROISIÈME PARTIE.

*Du traitement des plaies d'armes à feu
en particulier.*

SECTION PREMIÈRE.

Le traitement des plaies d'armes à feu en particulier, varie selon la différence qu'il y a entre
les parties blessées. Les chairs, les tendons, les
aponévroses, les ligamens, les os, etc. , sont
des parties différentes entre elles, et le traitement de ces différentes parties, ou la manière
de les pancer, doit varier en raison de leur différence ; toutes les chairs, par exemple, dans
telles parties qu'elles se rencontrent, ne peuvent
être blessées que de la même manière, toutes
choses égales d'ailleurs, c'est-à-dire, que les
plaies qui y sont, sont toujours de même nature,
et pour les guérir, il faut employer, quelque part
où elles soient, les mêmes moyens, tant pour
les incisions que pour les autres remèdes. Il en
est de même des tendons, des ligamens, des

aponévroses, des os, etc., quelque part où ces parties se trouvent ; et s'il y a quelque différence dans leur lésion, en supposant que les corps qui les blessent soient toujours poussés avec la même violence, cette différence vient du plus ou moins de solidité qui peut se rencontrer entre ces parties ; par exemple, les os sont plus durs que les autres parties, et les moyens de les guérir, dans certains cas, ne sont pas de la même nature. On ne fait pas dans un os, dont il est essentiel d'emporter certaines portions, des incisions comme dans les chairs ; on est quelquefois obligé de se servir du trépan, des ciseaux, etc., au lieu que pour toutes les autres parties, le bistoury suffit pour l'ordinaire.

Les différentes cavités du corps humain, que l'on appelle ventres, sont recouvertes de la peau et de quelques muscles peu épais. Si un coup de fusil frappe ces parties, et qu'il n'y ait que la peau d'attaquée ou les muscles, de pareilles plaies ne présentent que les indications générales. Il en est de même des plaies du col, de la face, etc. lorsque celles-ci ne sont point accompagnées de fractures. Mais quelques-unes des cavités du corps donnent lieu à des considérations particulières. Les parties charnues qui recouvrent la tête sont si minces, et avoisinent si fort le crâne, que leur lésion est toujours compliquée. Nous allons examiner les circons-tances essentielles qui peuvent accompagner ces sortes de plaies.

Il est inutile de s'entretenir ici des blessures faites par les coups de canon : on sent bien qu'un boulet qui frappe la tête, la poitrine ou le ven-tre, tue ordinairement le blessé, à moins que quelque hasard n'en dispose autrement et d'une manière qui, dans ce cas, ne sortiroit pas la blessure des règles ordinaires.

CHAPITRE PREMIER.

Des coups d'armes à feu à la tête.

Il n'est guères aisé de supposer une blessure aux parties qui recouvrent le crâne sans quelque complication. Ces parties sont si minces que le crâne est presque toujours ou fracturé ou contus, comme nous allons le dire. Si le muscle crotaphite est compris dans la plaie, ne fût-il que contus, il faut y faire des incisions en différens sens, parce que ce muscle se trouvant renfermé dans une duplicature du péricrâne, cette membrane, en s'enflammant, pourroit occasionner des étranglemens, soit dans ce muscle, soit ailleurs, et exciter des accidens très-graves.

Dans tous les cas où le péricrâne est à découvert sans blessure apparente, comme il est alors toujours contus, il est inévitable d'y faire des incisions sans ménagement pour découvrir l'os, qui peut être ou fracturé ou contus ; ces sortes de plaies se pancent avec quelques liqueurs vulnéraires ou légèrement spiritueuses, et quelques fomentations émollientes employées avec ménagement et peu continuées.

Si l'os a été frappé et qu'il y ait fracture , il n'y a plus à réfléchir sur les moyens que l'on doit employer , et le trépan est celui par lequel il convient de commencer. Mais le cas est plus embarrassant lorsqu'il n'y a point de fracture à l'os. Il faut alors examiner si l'os a été découvert immédiatement par le corps qui a frappé , parce qu'en ce cas le trépan est aussi nécessaire quoiqu'il n'y ait point de fracture , sur-tout si le coup n'a pas été donné de fort loin. Dans les plaies de têtes faites par armes à feu , il faut presque toujours trépaner, quoique le crâne ne soit point fracturé (a). En effet, dans cet accident l'os est toujours plus ou moins contus , et cette contusion peut pénétrer toute l'épaisseur de l'os; alors la portion qui en est attaquée doit toujours tomber ou d'elle-même ou être enlevée. On voit un exemple pareil dans les Mémoires de l'Académie de Chirurgie (b) : Un soldat reçut un coup de fusil qui lui fit une plaie sur le pariétal droit : ce coup ne fut suivi d'aucun accident. M. Delacombe, qui visita la plaie, trouva l'os découvert; mais n'y trouvant aucune lésion , il crut qu'on pouvoit se dispenser de

---

(a) Mém. de l'Acad. de Chir., tome I , page 364.

(b) Tome I , page 364.

trépaner le blessé. — Le trente-cinquième jour de la blessure il se détacha une pièce d'os de toute l'épaisseur du crâne, et il sortit un demi-verre de pus louable. Le malade fut traité comme s'il eût été trépané, et il guérit en deux mois. « Si dans les incisions, dit M. Ledran *(a)* , on » trouve le péricrâne séparé de l'os, et consé-» quemment l'os découvert , il est sûrement » contus ; alors le trépan est aussi nécessaire » que dans le cas de la fracture, faute de quoi il » se fera une suppuration à la dure-mère, acci-» dent qu'il faut prévenir. » Il faut en général se méfier de tous les coups de feu à la tête ; car le trépan peut être quelquefois nécessaire quoique l'os ne soit pas découvert par le coup, et que la contusion ne paroisse affecter que les parties qui le recouvrent. Les coups d'armes à feu pro-duisent des effets surprenans, et contre lesquels il faut toujours être en garde, si l'on ne veut courir les risques d'être souvent trompé. Il peut même arriver qu'une balle, quoiqu'elle ne cause aucune fracture à la table extérieure de l'os, en occasionne à la table intérieure par contre-coup ; parce que la première peut être comprimée , et la seconde recevoir l'effort de cette compression et en être fracturée.

____

(a) Traité des plaies d'armes à feu , page 141.

Ambroise Paré rapporte un fait semblable (a) :
Un cavalier reçut un coup de pistolet, ce coup
causa par contre-coup, (attendu qu'il frappa
d'abord et enfonça le casque du cavalier) une
légère enfonçure à la table extérieure de l'os,
qui, selon toute apparence, reprit par son élas-
ticité sa situation naturelle, puisqu'on l'a trouva
telle ; mais la table intérieure fut fracturée et le
malade mourut, parce que faute d'avoir reconnu
cette fracture, on ne le trépana pas. Enfin, tous
les coups d'armes à feu à la tête peuvent, indépendamment des accidens extérieurs, causer une
commotion au cerveau, plus ou moins forte, et
cette commotion entraîner des épanchemens dans
ce viscère ; aussi les saignées sont-elles toujours
fort utiles après ces sortes de blessures.

Nous venons d'exposer la conduite que l'on
doit tenir dans le traitement des plaies de tête
qui n'offensent que l'extérieur ; mais si le corps
qui a frappé a pénétré dans le cerveau, et est
sorti par un endroit opposé, il faut joindre au
traitement que nous venons d'indiquer, des
injections légèrement émollientes, afin de faciliter la chûte de l'escarre qui tapisse le cerveau
dans le trajet de la balle, et ces injections qui

____

(a) Liv. 10, page 8.

doivent

doivent ou sortir par l'une ou l'autre des ouvertures ou être repompées, ne doivent pas être continuées long-tems, dans le cas où le blessé ne périt pas, comme cela arrive à presque toutes ces sortes de blessures. De plus, comme la balle, soit à son entrée, et plus encore à sa sortie, a sûrement fait éclater l'os, il est souvent indispensable d'appliquer quelques couronnes de trépan autour des ouvertures qu'elle a faite, lorsque cette opération est pratiquable. Mais qu'on se décide ou non pour le trépan, il faut toujours dilater les chairs, etc. blessées, par des incisions multipliées, tant à l'entrée qu'à la sortie de la balle. Si, au contraire, la balle est restée dans le cerveau, et que le malade résiste à cette blessure, il faut, si on la découvre par le moyen de la sonde, tâcher d'en faire l'extraction avec des pinces ou même le tire-balle, dût-on appliquer quelques couronnes de trépan pour aggrandir l'ouverture, dès qu'il paroît possible de faire l'extraction de ce corps étranger. Mais si on ne le découvre pas, il ne faut point faire de tentatives trop fatigantes ; quelquefois, si le malade ne périt pas, la suppuration peut le faire découvrir ; d'ailleurs, on a vu quelques blessés survivre à un pareil accident, et porter même long-tems une balle dans le cerveau. Cependant, quoique l'on ait quelques

exemples de cette nature , on doit toujours regarder comme mortelles , les plaies du cerveau ,
sur-tout lorsque le corps qui les a faites est resté
dans ce viscère ; c'est pourquoi pour établir son
prognostic , il ne faut jamais se laisser aveugler
par quelques faits surprenans , d'ailleurs très-
rares , et qui ne sont dus qu'au hasard.

Quant aux plaies d'armes à feu à la face et au
col , il est rare que celles de la face ne soient pas
accompagnées de fracture ; et celles du col, outre
le délabrement dans les chairs , peuvent être compliquées par l'ouverture de quelques vaisseaux
principaux. Dans ces cas , le traitement rentre
dans la règle générale ; il faut faire les dilatations
convenables pour découvrir les artères ouvertes ,
et en faire la ligature ; le surplus du pancement
pour les chairs , ne présente rien de différent
que par-tout ailleurs ; les dilatations nécessaires
doivent être faites avec les ménagemens qu'exigent les parties voisines.

Les plaies de la face doivent être également
pancées , suivant les règles générales , si elles
n'attaquent que les chairs ; mais comme elles
sont presque toujours accompagnées de fracture,
soit aux mâchoires , aux os de la pomette , aux
orbites, etc. ces sortes de complications indiquent
des moyens relatifs ; d'abord de débrider la plaie

pour mettre à découvert l'espèce de fracture,
afin d'en retirer les esquilles, et d'y appliquer
les moyens convenables, évitant sur-tout les
médicamens trop gras, lesquels en général conviennent peu aux plaies de tête. Il n'est pas toujours aisé d'extraire toutes les esquilles qui peuvent se rencontrer, malgré les dilatations convenables, parce qu'elles sont quelquefois trop
adhérentes aux autres pièces ; alors on aide leur
sortie par un pancement méthodique qui facilite
la séparation de ces esquilles.

CHAPITRE II.

Des plaies d'armes à feu à la poitrine.

Les plaies d'armes à feu à la poitrine doivent être distinguées en celles qui n'attaquent que les parties contenantes, et en celles qui pénètrent dans cette capacité. Celles qui attaquent l'extérieur peuvent être compliquées de quelque fracture; il est même rare qu'une balle qui frappe la poitrine borne son effet aux tégumens. Le lieu le plus charnu est la partie supérieure et antérieure de la poitrine. Si une balle frappe cette partie, elle peut traverser la partie supérieure du muscle petit-pectoral, et cette plaie ne présente rien de particulier pour le traitement, si ce n'est que lorsque la balle fait sa sortie peu éloignée de son entrée, il est quelquefois nécessaire de réunir ces deux ouvertures et de n'en faire qu'une seule plaie. Quelquefois, lorsque le coup vient de loin, la balle reste dans ces chairs ou même dans la mammelle ; et comme elle présente alors ou quelque dureté ou quelque éminence, il est aisé d'en faire l'extraction par une incision sur la balle même. Quelqu'autre partie de la poitrine que la balle frappe, ou elle ne fait qu'effleurer, ou bien il est presque sûr qu'elle fait quelque fracture, soit aux côtes ou au sternum, à la clavicule, à la cavité de l'omoplatte, etc. Si elle frappe la pa tie postérieure de la poitrine, l'omoplatte peut être fracturée dans quelques-unes de ses parties. Dans tous ces cas, il faut toujours chercher à faire de cette plaie une plaie simple, à y attirer une suppuration louable, et pour cela il faut faire les incisions convenables et relatives à l'épaisseur des chairs, à la nature de l'escarre, et nécessaires pour l'extraction de la balle, si elle est restée dans la plaie, ou des esquilles, s'il y en a, ou de tout autre corps étranger. Le traitement de ces plaies est toujours compris dans les règles générales. Quelquefois, sans qu'il y ait fracture, un os peut être offensé par une contusion quelconque, alors il faut attendre et aider, par les moyens convenables, l'exfoliation qui se fait nécessairement après un coup de feu, et tenir la plaie ouverte jusqu'à ce que cette exfoliation soit achevée, autant qu'il est possible, sans nuire à la plaie.

Il est d'ailleurs souvent arrivé qu'une plaie s'est rouverte, même long-tems après sa guérison, pour laisser sortir quelques esquilles, qui ne se détachent que lentement : ces sortes de plaies se referment ensuite facilement.

CHAPITRE III.

Des plaies d'armes à feu qui pénètrent dans la poitrine.

Lᴏʀsǫᴜ'ᴜɴᴇ balle pénètre dans la poitrine , elle y entre ou par la partie antérieure ou par la postérieure , ou par l'un des deux côtés. Par quelqu'endroit qu'elle soit entrée , elle a fracturé ou le sternum ou quelques-unes des côtes , ou peut-être quelques vertèbres , ou bien elle a seulement percé les muscles intercosteaux, sans faire aucune fracture ; outre cela , elle peut être restée dans la poitrine ou en être sortie. Si la balle a frappé le sternum , soit à sa partie supérieure moyenne ou inférieure , et qu'elle n'ait pas eu assez de force pour traverser la poitrine , elle peut être restée dans l'ouverture qu'elle a causée au sternum, ou s'être glissée dans la duplicature du médiastin, ou bien être tombée dans la poitrine ; ou enfin , si elle a eu assez de force , elle peut avoir pénétré jusqu'aux vertèbres du dos et s'être enclavée dans le corps de quelques-unes de ces vertèbres. Dans le premier cas , si la balle est restée dans l'épaisseur du sternum et qu'on la sente avec la sonde, ce qui se peut aisément, l'unique moyen de la retirer est d'appliquer quelques couronnes de trépan autour de l'endroit où elle est, ou si elle est d'un petit calibre, d'appliquer sur elle-même une couronne de trépan plus large que le lieu qu'elle occupe; par ce moyen on peut l'enlever avec la pièce d'os. Mais si la balle a traversé le sternum et qu'elle ait manqué de force pour pénétrer bien avant, elle peut être restée entre les deux feuilles du médiastin qui s'unissent à cet os, ou bien être tombée sur le diaphragme, après avoir percé le médiastin. Dans le premier cas, c'est encore à l'aide du trépan que l'on peut dégager et retirer ce corps étranger. Dans le second, c'est-à-dire, si la balle est tombée dans la poitrine, il n'y a aucune tentative à faire pour la retirer; il faut confier à la nature le soin de prévenir ou de remédier aux accidens, en l'aidant par les remèdes généraux, les saignées proportionnées au besoin, le régime convenable, etc., et pancer la plaie suivant les règles générales.

Il est possible que la balle pénètre et s'enclave dans quelque vertèbre, sans avoir blessé dans son trajet aucun organe essentiel, soit artères principales ou autres parties, car alors la mort suivroit

de

de près : on a des exemples de ces sortes de blessures. Une pareille plaie peut n'être pas mortelle et le blessé vivre avec ce corps étranger ; c'est à la nature, aidée des remèdes généraux, qu'il en faut confier le soin ; il faut seulement découvrir la plaie du sternum et aider l'exfoliation de la portion de cet os qui a été contuse par la balle, si l'on ne peut pas l'enlever autrement.

Si en entrant dans la poitrine, la balle a fracturé quelque côte, le premier soin doit être de dilater la plaie, pour découvrir la fracture, retirer les portions d'os séparées, s'il y en a, ainsi que toute autre espèce de corps étranger, débarrasser le poumon, la plivre, qui peuvent être piqués par quelques pointes d'os. Quelquefois il peut être nécessaire de faire une incision au muscle intercostal, pour introduire le doigt, afin de relever les extrémités d'une côte fracturée et enfoncée ; il faut ensuite pancer la plaie suivant les règles générales.

Dans tous les cas où la balle traverse la poitrine, sans blesser les organes intérieurs, il y a alors deux plaies à pancer, et les plaies ne fournissent que des indications générales ; les dilatations nécessaires et l'extraction des corps étrangers.

Il est possible qu'une balle, en fracturant une

côte ou en traversant la poitrine, ouvre quelque artère intercostale ; cette blessure peut n'être pas mortelle, si le poumon ou quelqu'autre organe principal ne sont pas blessés ; mais alors il se forme épanchement sur le diaphragme et cet épanchement entraîne des accidens et fournit des indications particulières. Il y a donc dans ce cas deux objets à remplir, d'abord tâcher par quelque compression portée sur l'artère ouverte, d'arrêter l'hémorragie ; quelquefois un petit tampon ou bourdonnet de charpie, introduit en dedans, appliqué sur l'artère ouverte et soutenu avec deux brins de fil liés en dehors, a réussi à arrêter de pareilles hémorragies. Quelquefois on est obligé, pour faire sortir en dehors ces brins de fil, de se servir d'une aiguille, qu'il faut introduire en dedans avec les précautions convenables, afin de placer ces petites ligatures dans des lieux capables de fournir un point d'appui nécessaire ; on place à l'extérieur quelques petites compresses autour de la plaie, sur lesquelles on lie ces fils, afin qu'ils ne blessent que le moins possible, en tâchant qu'ils ne gênent point à pancer la plaie.

Quant à l'épanchement tombé sur le diaphragme, il n'y a que l'opération de l'empyème qui puisse en débarrasser le blessé, à moins que la blessure, ou quelqu'ouverture que l'en auroit été obligé de faire, ne soient situées à la partie inférieure de la poitrine, et assez favorablement pour que l'épanchement puisse se vuider par là, en faisant prendre au blessé l'attitude convenable pour aider l'écoulement.

On sent bien que dans des cas pareils, il ne suffit pas de vuider l'épanchement formé, il faut encore prévenir celui qui pourroit se faire, et quoique l'hémorragie de l'artère intercostale soit arrêtée, il faut encore éviter que la suppuration que la plaie peut fournir, ne tombe dans la poitrine, et pour cela il est intéressant de tenir le malade dans une situation qui garantisse de cet accident.

CHAPITRE IV.

Des plaies d'armes à feu au bas-ventre.

Comme les parties contenantes du bas-ventre sont différentes entre elles, les plaies qui y arrivent doivent être suivies d'accidens différens. Si une balle fait une plaie au bas-ventre, sans pénétrer dans cette capacité, soit qu'elle y reste ou qu'elle en sorte, cette plaie peut n'offenser que la portion charnue des muscles obliques, tant externes qu'internes, et dans quelqu'endroit qu'elle soit, elle ne mérite d'autre attention pour le traitement que celle que l'on apporte pour les plaies dans les chairs en général. Mais si la balle a offensé les portions tendineuses des muscles transverses, ou la ligne blanche, les accidens peuvent devenir plus considérables, et il faut dans les incisions qu'il sera nécessaire le faire, avoir soin de bien débrider toute l'étendue de ces portions tendineuses blessées, afin de prévenir les étranglemens qui pourroient en résulter, et les autres accidens que ces étranglemens ne manqueroient pas d'entraîner. Après avoir fait les incisions et les dilatations nécessaires, on pance les plaies, tant celles des chairs que celles qui ont affecté les tendons, avec les précautions que nous avons prescrites dans le général pour le traitement des plaies tendineuses. Il peut arriver qu'une balle, presqu'à la fin de sa course, en frappant le ventre latéralement et horisontalement, pénètre dans l'épaisseur des muscles obliques, qu'elle s'insinue bien avant même jusqu'au péritoine, et qu'elle parcoure un trajet fort éloigné de son entrée, qu'elle reste ensuite dans les chairs. Dans ce cas, la tension et la douleur du ventre, sur-tout dans le trajet que la balle aura parcouru, la direction qu'aura dû suivre le coup pour frapper de telle manière, la violente douleur que le malade ressentira lorsque l'on touchera le lieu où la balle se sera nichée, et quelquefois la petite tumeur qu'elle occasionnera à l'extérieur, feront connoître le lieu où elle sera, alors il s'agit de la découvrir par une incision et de la retirer. On pance ensuite la plaie, soit en passant un séton légèrement chargé de digestif dans le trajet de la balle, lequel séton l'on peut introduire par l'entrée de la plaie, et le retirer par l'ouverture que l'on aura faite pour extraire la balle et les

autres corps étrangers, soit d'une autre manière ;
ou bien si ces deux ouvertures sont absolument
trop éloignées , pour se servir du séton , on
peut à chaque pancement, faire tant par l'une
que par l'autre de ces ouvertures quelques injections émollientes et détersives , pourvu que
l'on soit bien convaincu que le péritoine n'est
pas ouvert , ce que l'on peut connoître en examinant soigneusement si la quantité d'injection
que l'on emploie sort exactement par les ouvertures ; 2°. si le malade ne ressent aucune douleur dans la partie inférieure et intérieure du
bas-ventre , laquelle douleur pourroit dépendre
d'une portion de l'injection qui formeroit épanchement dans cette capacité. Pour peu que l'on
craigne l'ouverture du péritoine , il vaut mieux
tâcher d'employer le séton, avec les précautions
convenables , après avoir un peu dilaté les
plaies extérieures, qui doivent être pancées ,
suivant les règles indiquées , et en faisant des
embrocations émollientes , et quelquefois résolutives , sur tout le bas-ventre. Mais si l'on est
obligé de faire pénétrer les incisions qui seront
nécessaires , jusqu'au péritoine , et que cette
membrane reste à découvert , il faut , pour
éviter qu'il ne survienne une hernie , appliquer

sur la portion du péritoine, qui sera à découvert, un sindon de linge imbibé d'esprit de térébenthine, ou trempé dans quelque liqueur vulnéraire, et fortement exprimé, lequel sera soutenu avec les plumaceaux, et le reste de l'appareil qui convient pour la plaie.

Mais si la balle, à la suite d'un coup tel que celui dont nous venons de parler, a eu assez de force pour sortir de la plaie, et qu'elle ait violemment contus les parties qu'elle aura traversées dans son trajet, l'escarre, qui peut aussi comprendre le péritoine, en se détachant, pourra tomber dans le bas-ventre ou au moins elle laissera un jour qui permettra aux sucs, qui sortiront des chairs, de s'épancher dans cette capacité, et bientôt les accidens que causera cet épanchement emporteront le malade, si l'on n'emploie les secours convenables, et dont nous parlerons plus bas. Ainsi il faut toujours, dans ces sortes de plaies, être fort en garde contre ces épanchemens.

Les plaies qui arrivent à la partie postérieure du bas-ventre ne diffèrent en rien de celles de la partie postérieure de la poitrine et du col. L'attention qu'il faut avoir, et que nous avons déjà conseillée, est de bien débrider ces plaies sans ménager les tendons qui recouvrent le dos lorsqu'ils sont blessés, d'autant mieux que l'on peut plus facilement, par ce moyen, reconnoître et remédier aux délabremens qui peuvent être arrivés aux apophises des vertèbres.

CHAPITRE

CHAPITRE V.

Des plaies d'armes à feu qui pénètrent dans le bas-ventre.

Les plaies d'armes à feu pénétrantes dans le bas-ventre, ne sont pas toutes également dangereuses. Si la balle, après avoir percé toutes les parties contenantes, tombe dans le ventre, elle peut ne causer aucun accident, et la plaie se guérir aisément. Mais si la balle blesse les parties contenues, les accidens seront plus grands, et ils seront relatifs à la nature des parties blessées.

Pour savoir quelles sont celles qui peuvent être offensées, il faut d'abord observer dans quelle région est la blessure, et même le lieu de cette région qu'elle occupe, et se rappeler ensuite quelles sont les parties contenues dans cet endroit; secondement si la balle est sortie ou non, et le lieu par lequel elle est sortie.

Lorsqu'une balle frappe horisontalement la partie latérale de l'hypocondre droit sans sortir

13

du ventre, il est vraisemblable que le foie est blessé; mais comme il n'est pas indifférent de savoir dans quelle partie il est offensé, parce que les accidens peuvent être plus ou moins considérables; il faut encore remarquer dans quel endroit de l'hypocondre la blessure est faite. Si la balle est entrée par la partie supérieure de cette région, et que l'on soit d'ailleurs convaincu qu'elle a pénétré assez avant dans la substance du foie sans cependant l'avoir traversé de part en part, ce viscère doit être blessé dans sa partie supérieure, qui est la plus épaisse, un peu au-dessous de ses ligamens suspenseurs; alors les tiraillemens que cette blessure causera au diaphragme, occasionneront une difficulté de respirer considérable, et la douleur sera très-violente dans la région frappée.

S'il y a des vaisseaux ouverts, comme le foie est dans ce lieu adapté contre la partie latérale et supérieure de l'hypocondre, et qu'il répond et remplit la concavité que forment les côtes, il sortira par la plaie une quantité plus ou moins grande de sang noir et épais. Mais si le vaisseau ouvert est la veine cave, qui, avant de traverser le diaphragme, s'unit au foie, l'effusion de sang sera si considérable, soit qu'il tombe dans le ventre, ou qu'il sorte au-dehors, que la mort suivra de près cette blessure. Si, au contraire, ce ne sont que quelques branches de la veine porte ou de l'hépatique, peut-être le malade ne périra-t-il pas; alors il se fera probablement un épanchement dans le bas-ventre, et ce mal ne sera pas absolument sans ressources dans tous les cas.

Si dans son trajet la balle a ouvert la vessi-cule du fiel, ce dont on peut, en quelque sorte, s'assurer en faisant attention à la situation et à la direction de la plaie, l'épanchement augmen-tera en raison de la quantité de bile contenue dans le sac; et il n'y a alors d'autre remède à employer, si le malade ne périt pas, que le moyen que nous allons proposer pour ces épan-chemens.

Quelque dangereuse que soit une plaie au foie, elle n'est pas toujours mortelle; nous en avons des exemples. Les saignées, dans ces sortes de cas, doivent être multipliées relati-vement au tempéramment du blessé. Quelque-fois la balle peut rester dans le foie, ce dont on peut s'assurer par la sonde. Alors on tâche de la retirer après avoir fait à l'extérieur les incisions nécessaires, tant pour cet objet que pour pouvoir pancer plus librement la plaie du foie, dans laquelle il est à propos de faire quelques injections émollientes et détersives, lesquelles peuvent aider à la petite suppuration qui doit concourir au détachement de l'espèce d'escarre qui tapisse la plaie.

L'extraction de la balle peut se faire avec des pinces ; mais il ne faut pas faire de tentatives trop fatigantes. Les injections, en détendant et en relâchant le trajet blessé, contribueront à sa sortie ; mais ces injections ne doivent se faire qu'autant que l'on a la certitude que la partie du foie blessée est adaptée contre l'intérieur des côtes de telle manière que la blessure de ce viscère répond à la plaie extérieure, et que les liqueurs injectées sortiront librement par cette plaie, autrement ces injections deviendroient nuisibles, en ce qu'elles pourroient elles-mêmes former un épanchement.

Toutes les autres parties contenues dans le bas-ventre peuvent être blessées par une balle qui le traverse. L'ouverture des artères, de l'estomach, des intestins, sont autant de blessures mortelles, et si le malade ne périt pas sur-le-champ, il n'y a à employer que les remèdes généraux, la saignée, la diète, etc.

Dans le cas d'une blessure au foie qui ne feroit
pas promptement périr le malade, il peut arriver
un épanchement auquel il faut tâcher de remédier. D'abord il faut s'en assurer, et pour cela
il est nécessaire de faire prendre au blessé une
attitude qui détermine les liqueurs, s'il en existe
de répandues, à se porter sur un seul point de
la partie inférieure du ventre ; de sorte que par-
là on peut sentir quelque fluctuation ; alors
l'unique moyen est de faire une incision sur le
dépôt même qui pourra se vuider par cette voie.

Il faut ménager l'ouverture que l'on est forcé
de faire au péritoine , et dilater davantage celle
des légumens. On trouve des exemples de pareilles
opérations qui ont été faites avec succès (a). Peut-
être seroit-il aussi sûr de faire l'incision dans
l'anneau des muscles du bas-ventre , comme elle
se pratique pour le bubonocelle, avec l'attention
de n'offenser aucunes des parties qui passent par
cet anneau. Il nous semble que par là les liqueurs
s'évacueroient plus sûrement et en totalité , parce
qu'il y a une pente plus grande et qu'elles pous-
sent par la compression qu'elles font sur le péritoine , cette membrane , jusqu'à ce passage qui

____

(a) Mémoires de l'Académie de Chirurgie , tome 2, page première.

se trouve alors adaptée contre ces piliers. Par ce procédé , le malade , après sa guérison , seroit moins exposé que dans le premier cas , à la hernie , attendu que les piliers des muscles obliques présentent dans ce lieu une plus grande résistance que le reste des muscles, à l'issue des viscères contenus dans le bas-ventre. Il convient ensuite d'entretenir l'ouverture que l'on a faite avec une languette de linge que l'on introduit dans la plaie et qui pend à l'extérieur ; on entretient cette languette jusqu'à ce que l'on soit sûr que l'épanchement soit entièrement vuidé et que l'on a tari sa source, soit par les saignées et le régime , si l'épanchement vient de quelque vaisseau ouvert, soit par les autres moyens que nous avons proposés.

On peut même faire , dans le bas-ventre, quelques injections avec l'eau tiède ou l'eau d'orge miellée , afin de nettoyer les parties intérieures qui peuvent avoir été affectées par le séjour des matières qui formoient l'épanchement, sur-tout si cet épanchement étoit causé par la bile ou l'urine, à l'occasion de l'ouverture de l'un ou de l'autre des réservoirs de ces liqueurs. Nous dirons, en passant, qu'une plaie faite par arme à feu, soit dans l'estomach ou dans les intestins, permet plutôt aux liqueurs qui traversent ces viscères de s'épancher, que si la plaie étoit faite par un coup d'épée ou autre semblable ; attendu que la balle enlève toujours la portion qu'elle frappe, ou qu'elle la déchire de manière qu'elle laisse une ouverture sensible, au lieu que l'épée ne fait qu'une division qui se rapproche plus aisément.

Quant à la plaie des muscles fessiers, soit qu'il y ait fracture aux os des isles ou au pubis, ou à l'os sacrum, cette plaie ne présente rien de différent de ce que nous avons dit. Plus les parties frappées par la balle sont charnues, moins les incisions doivent y être ménagées ; et il faut, après ces incisions, extraire les pièces d'os fracturées et séparées, s'il y en a, et replacer celles qui sont dans le cas de l'être. Si la balle s'est perdue dans le bassin, il ne faut pas faire de tentatives fatigantes pour la retirer. On pance la plaie avec les plumaceaux et le digestif, et l'on aide à l'exfoliation des portions d'os affectées par la contusion par les moyens et avec les précautions indiquées ci-devant.

Pour les organes de la génération, comme les parties qui les composent sont ou charnues ou membraneuses, ou glanduleuses, il faut in-

ciser plus ou moins, et selon le délabrement
qu'aura causé le coup, ces différentes parties,
et les traiter selon les règles générales. Mais il
faut sur - tout avoir l'attention de bien débrider
la peau qui recouvre la verge, lorsque cette
partie est frappée, afin de prévenir les étranglemens, etc. qui pourroient survenir non-
seulement à la verge, mais encore aux parties
voisines.

CHAPITRE

CHAPITRE VI.

Des plaies d'armes à feu aux extrémités, et des accidens qui obligent nécessairement à l'amputation d'un membre.

Les plaies d'armes à feu aux extrémités, sont différentes, suivant la nature des corps qui les occasionnent, le lieu qu'elles occupent et les parties comprises dans la plaie. Ainsi il faut diviser ces plaies en celles qui sont faites par des boulets de canon, des éclats de bombe, et en celles qui sont faites par des balles. Il faut encore les considérer relativement au lieu qu'elles occupent. Les unes attaquent les articulations, les autres blessent le corps des os et elles peuvent être dans tous les cas accompagnées de fractures et d'accidens plus ou moins graves. Mais comme les plaies qui attaquent les articulations ne sont pas de même nature, par rapport aux moyens curatifs, en ce que dans les unes, une amputation indispensable est quelquefois pratiquable, tandis que dans les autres, elle ne l'est souvent pas.

Il faut encore distinguer ces plaies en celles

14

qui blessent les articulations qui unissent les extrémités au corps, et que l'on appelle articulations supérieures, et en celles qui affectent les articulations qui unissent entre elles les différentes parties qui forment les extrémités, lesquelles articulations se divisent en moyennes, telles sont celles du genoux et du coude, et en inférieures, comme celles du pied et du poignet.

Les accidens qui obligent nécessairement à l'amputation d'un membre, se réduisent à un seul genre ; savoir, la gangrène qui survient dans le membre frappé, soit à l'occasion d'une contusion énorme qui a détruit toute l'action des vaisseaux qui forment les chairs frappées, soit parce que les principaux vaisseaux ont été ouverts, et que la partie située au-dessous de la ligature de ces vaisseaux est tombée en gangrène. Cette circonstance a besoin de tout l'éclaircissement que nous lui donnerons par la suite.

Nous venons d'établir l'espèce d'accident qui indique nécessairement l'amputation d'un membre ; il s'agit maintenant de savoir quelles sont les causes qui peuvent y donner lieu, car il ne faut pas confondre l'espèce de gangrène, dont nous venons de parler, avec celle qui peut arriver pour d'autres causes, et qui n'est pas une suite nécessaire de l'espèce de blessure ; celle

qui arrive nécessairement est inévitable et in-
destructible, l'amputation est le seul remède,
dans les cas où elle est d'ailleurs pratiquable.
Toute autre gangrène, c'est-à-dire, une gangrène qui survient faute d'un traitement méthodique et appliqué à tems, n'indique point
l'amputation, souvent elle peut se guérir, à
moins que la longueur d'un pancement vicieux
et mal entendu n'ait détruit toute espèce de ressource.

Si un boulet de canon frappe une jambe ou la
partie inférieure d'une cuisse, qu'il brise les os
et toutes les parties qu'il rencontre, qu'il écrase
l'articulation, soit du pied, soit du genoux,
l'amputation peut devenir nécessaire ; mais on
ne sauroit le décider sur-le-champ, parce qu'outre les raisons à considérer relativement au choix
du moment qui doit être préféré pour l'amputation d'un membre, et relativement encore à la
situation du blessé, par rapport à la commotion
inséparable d'un pareil coup ; on n'a pas sur-le-
champ la certitude que la contusion qui accompagne une pareille plaie, est du premier genre,
qu'elle a détruit la vie des chairs et que par
conséquent la gangrène doit nécessairement s'emparer du membre blessé ; on est donc forcé, par
cette seconde raison, de différer l'opération,

et alors il faut employer tous les moyens convenables et tenter la guérison de la blessure ,
jusqu'à ce que le tems ait apporté la certitude
que l'entreprise est inutile et que la gangrène
survienne à la plaie , malgré les précautions et
les moyens les plus convenables pour prévenir
cette gangrène. Ces moyens consistent dans un
pancement méthodique ; il faut faire des incisions dans toute l'étendue de la plaie , sans ménager les parties brisées et déchirées que l'on
peut rencontrer dans l'articulation. Les vaisseaux
seuls , s'ils ne sont pas ouverts , doivent être
ménagés , ou liés , s'ils le sont. L'escarre doit
être divisée dans toute son étendue , et les incisions pénétrer plus ou moins profondément dans
toutes les chairs déchirées et crispées par l'escarre. L'articulation , si elle est comprise dans
la plaie , doit être incisée sans ménagement pour
les parties qui la composent, si elles sont blessées , et afin de faciliter l'extraction des corps
étrangers et de toutes les portions d'os brisées ,
même de celles qui seroient encore adhérentes
à quelques portions d'os ou de chair , et qui
pourroient par leur présence irriter les parties
voisines , d'autant mieux qu'en pareil cas, elles
ne sauroient se réunir , parce qu'elles sont tellement affectées par la contusion , qu'elles ne

sont plus susceptibles de reprendre vie. Le pancement doit se faire le plus mollement possible , en couvrant toutes les chairs blessées et incisées , d'un léger digestif, par-dessus lequel on doit poser , dans les premiers pancemens, quelques compresses trempées dans des liqueurs émollientes , que l'on ranime par la suite , en y ajoutant quelque liqueur spiritueuse , quand on s'apperçoit que l'escarre tend à se détacher et que la suppuration se dispose. Ces liqueurs émollientes, outre qu'elles relâchent les chairs contuses et qu'elles tendent à les détacher , elles adoucissent encore l'irritation portée dans ces chairs. Tout le contour de la blessure ainsi que les parties voisines, doivent être enveloppées de compresses trempées dans quelque liqueur vulnéraire et spiritueuse , pour tâcher de soutenir et de ranimer l'action des vaisseaux voisins des chairs blessées , et éviter , si cela se peut, que la contusion ne porte ses progrès plus loin que la plaie , et que la gangrène ne s'empare de ces chairs , lorsqu'elle ne doit pas d'ailleurs venir nécessairement. De pareils pancemens doivent être faits tous les jours , ils doivent même être répétés plus ou moins souvent, sur-tout si la suppuration s'établit , ce qui pourroit donner alors l'espérance de conserver le membre ; mais il faut souvent tremper les compresses qui couvrent la plaie, de même que celles qui enveloppent les parties voisines, dans les différentes liqueurs dont nous venons de parler. Par cette précaution on peut s'opposer au progrès de l'inflammation et de l'engorgement, d'autant mieux que les liqueurs spiritueuses, employées avec discernement et précaution aux environs de la plaie, et même exprimées avec ménagement par-dessus l'appareil, peuvent en rétablissant l'action des vaisseaux qui forment les environs de la plus forte contusion, concourir à l'établissement de la suppuration dans la plaie, laquelle dépend de cette action, et qui est indispensable.

Il est toujours bon de soutenir, par un régime convenable et l'usage prudemment administré de quelques cordiaux, l'action des vaisseaux de toute la machine ; et c'est pour cela que le quinquina, pris extérieurement, peut être fort utile.

Nous avons indiqué, en parlant du traitement général des plaies d'armes à feu, les précautions qu'il faut apporter par rapport aux tendons et aux autres parties qui composent les articulations. Ces parties ne doivent pas être, comme les chairs, couvertes de digestifs, ni d'aucun médicament gras ou pourrissant. Les vulnéraires,

les spiritueux , les essences appropriées , doivent
seulement être employées sur ces parties , afin
de prévenir leur pourriture et d'aider leur exfoliation lorsqu'elle doit avoir lieu. Tout l'appareil d'une plaie aussi énorme peut , sans inconvénient , être recouvert de quelques compresses trempées dans l'eau-de-vie , quelquefois même
animée avec le sel ammoniac , avec la précaution
cependant qu'il n'en pénètre point jusques dans
les incisions que l'on aura faites , afin de prévenir
l'irritation qui pourroit en résulter et qui s'oppo-
seroit à la suppuration que l'on cherche à établir
si cela est possible. Tout ce grand appareil doit
être soutenu par un bandage convenable , qui ne
doit pas faire une grande compression , mais qui
doit cependant être assez solide pour maintenir
le plus qu'il est possible dans leur situation naturelle , les pièces dérangées.

Si malgré toutes les précautions nécessaires
pour écarter ou pour prévenir les accidens et
l'usage des moyens convenables pour établir la
suppuration , la gangrène s'empare du membre ,
il est alors certain que cette gangrène est la suite
d'une contusion du premier genre , et que l'unique remède à employer est l'amputation , laquelle doit être faite au-dessus de toutes les chairs
qui ont été affectées par la plus légère trace d'in-

flammation ou d'engorgement ; autrement le succès de l'opération seroit infiniment douteux.
Dans tous les cas où les progrès de la contusion,
où quelques racines de gangrène s'étendent jusqu'à l'articulation supérieure de la cuisse, l'amputation n'est pas pratiquable, à moins qu'on ne
la tente dans l'article ; dans ce cas cette amputation peut réussir, ce qui n'arriveroit pas dans une
autre circonstance dont nous parlerons bientôt.

Si un membre étoit emporté par un boulet
de canon, un éclat de bombe, etc., par exemple,
une jambe ou un bras frappés à leur partie
moyenne ou inférieure, l'amputation peut devenir nécessaire en la pratiquant à la partie supérieure du membre, ou même au-dessus de
l'articulation, mais elle ne doit pas être précipitée, ni employée avant d'avoir usé des précautions que nous avons indiquées et fait les
pancemens convenables pour écarter les accidens
et prévenir la gangrène, parce que cette gangrène où ses racines auroient un grand espace
à parcourir avant que d'atteindre la partie supérieure du membre et de mettre cette partie
hors d'état d'être amputée, et que les pancemens
et autres moyens curatifs pourroient quelquefois
avoir du succès et sauver la partie, d'autant
mieux que cette opération, faite à la partie

inférieure

inférieure de la cuisse , ou à la partie inférieure du bras , ne présente pas un inconvénient beaucoup plus grand , au moins pour la cure , que celle de la partie supérieure de la jambe ou de l'avant-bras. Une pareille plaie est plus susceptible de guérison , que lorsque le membre est brisé sans être emporté , parce que cette blessure suppose un coup donné de près , et que la rapidité du boulet qui emporte le membre , n'a pas causé dans la partie une contusion aussi violente que dans le premier cas ; secondement parce que la partie supérieure n'a plus à fournir de nourriture à la partie inférieure , ce qui peut concourir d'autant plus à l'établissement plus prompt de la suppuration , les incisions nécessaires et le pancement convenable étant faits à propos , qu'une partie de cette contusion a suivi la partie emportée , laquelle , lorsqu'elle demeure adhérente , est toujours aussi exposée que la partie supérieure , à la gangrène , ce qui aggrave nécessairement la blessure. Ainsi , l'on pourroit dire , dans ce cas , qu'une partie du mal est emportée et qu'il y a cela de moins à soigner. A la vérité , il peut arriver dans cette circonstance , plutôt que dans l'autre encore , une complication capable de nécessiter une nouvelle amputation ; c'est une fracture sans déran-

gement des pièces , ou une fente dans le corps
de l'os , laquelle peut s'étendre plus ou moins
loin , quelquefois même jusqu'à la partie supérieure de l'avant-bras ou de la jambe. Cette complication peut obliger à l'amputation , parce que
la membrane qui tapisse l'intérieur de l'os se
trouvant tiraillée , pour peu qu'il y ait d'écarte-
ment, attire de l'inflammation et quelquefois de
la suppuration dans l'intérieur , accidens qui se
manifestent au-dehors par des douleurs , de la
fièvre , quelquefois des convulsions et une trace
extérieure d'inflammation , qui paroît suivre et
déceler cette fêlure de l'os.

Si un boulet frappe un membre à sa partie
supérieure, que l'articulation soit fracturée , l'amputation même dans l'article ne paroît pas praticable dans ce cas, parce que la violente contusion a affecté les chairs jusqu'au dessus de l'articulation, et qu'il n'est pas possible d'enlever avec
le membre ces chairs contuses , engorgées ou
enflammées ; ainsi la gangrène ne manqueroit
pas de s'emparer de ces chairs , et l'amputation
ne seroit qu'un surcroit de maux propre à l'attirer. Ou cette blessure est désespérée , ou il n'y
a pas d'autre moyen à employer qu'un pancement méthodique , suivant les règles que nous
venons d'établir , et sur-tout les incisions con-

duites dans toutes les chairs blessées ou contuses, tant au-dessus qu'au-dessous de l'articulation ; avec l'attention de ne laisser subsister aucune bride et de faire soigneusement l'extraction de tous les corps étrangers qui, par leur présence, pourroient attirer la gangrène, dans le cas même où la blessure ne seroit pas de nature à y donner lieu nécessairement.

M. Bilguer, premier chirurgien du roi de Prusse, dans la dissertation qu'il a donnée contre l'amputation des membres, dissertation intéressante à quelques égards, si elle n'étoit pas outrée, rejette l'amputation dans la plupart des cas où elle nous paroît l'unique ressource. Cet habile chirurgien ne nous parut alors répréhensible que par l'étendue d'exclusion qu'il donna dans son ouvrage à l'amputation des membres et la confusion qu'il jetta dans les différentes blessures que causent les coups de feu, ainsi que dans le traitement qui leur convient, et sur-tout par les tamponnages qu'il conseille et qu'il fait dans ces sortes de plaies. M. Tissot, traducteur de cette dissertation, portoit encore plus loin son assertion, il rejetoit l'amputation des membres dans tous les cas, et il appuyoit son opinion sur quelques observations qu'il est bon de connoître, afin de pouvoir les apprécier et pour en faire une application utile aux intérêts de l'humanité.

« Un officier autrichien, dit-il (a), qui avoit
» reçu à la main un coup de boulet de canon fut
» abandonné pendant quelques jours sur le champ
» de bataille. Ayant été enfin porté à Hanau,
» M. Rambi fut invité à assister à l'amputation
» de cette main : mais celui-ci en l'examinant,
» ayant trouvé que la gangrène s'étendoit pres-
» que jusqu'au coude, et que tout le bras étoit
» enflé et enflammé jusqu'à l'épaule, jugea que
» l'amputation n'étoit pas pratiquable, et pro-
» posa de faire prendre le quinquina au malade.
» Ce remède produisit un mieux sensible. Au
» bout de trois jours, l'inflammation étoit moin-
» dre, l'enflure étoit diminuée, et les parties
» gangrenées commençoient à se séparer des
» chairs qui étoient saines. Le bras fut fomenté
» et enveloppé d'un cataplasme de gruau d'avoine
» cuit dans la vieille bierre avec de la thériaque,
» au moyen de quoi les symptômes qui jusqu'a-
» lors avoient empêché de faire l'amputation au
» malade, se trouvèrent si fort diminués, que
» le chirurgien n'hésita pas de lui couper le
» bras ; mais cette opération n'eut pas tout le

____

(a) Dissertation de M. Bilguer, section 7, note.

» succès qu'on en espéroit, car trois ou quatre
» jours après le malade mourut. »

M. Tissot n'a rapporté cette observation que
pour dire que l'amputation causa la mort du
blessé, et pour faire voir qu'il ne faut jamais
recourir à cette opération. Mais pour détromper
ceux qui croient aux conséquences de cette observation, s'il s'en trouvoit, nous allons y répondre. Le bras de cet officier étoit gangrené presque jusqu'au coude, et enflé et enflammé jusqu'à
l'épaule. Ce furent cette enflure et cette inflammation qui firent suspendre l'opération. Les
moyens que l'on employa contre tous les accidens, et sur-tout l'usage du quinquina, bornè-
rent cette gangrène et firent beaucoup diminuer
l'enflure et l'inflammation du bras ; tels sont
les termes de l'observation : mais cette diminution des accidens étoit-elle suffisante pour qu'on
pût compter sur le succès de l'amputation du
bras ? Non, et quoique le quinquina eût dimi-
nué tous les accidens, au point de mettre le
malade, à ce qu'il sembloit, en état d'essuyer
avec fruit l'opération, on ne devoit pas encore
la tenter, parce que l'inflammation, qui est autant de racines de la gangrène, dans un membre
où cette gangrène existe, quelque partie de ce
membre qu'elle occupe, n'étoit pas entièrement

enlevée, et l'affection gangreneuse des vaisseaux engorgés n'étoit pas détruite. Ainsi il falloit donc attendre la cessation entière de tous les accidens, et non pas leur diminution, pour enlever la partie tout-à-fait gangrenée, puisqu'il n'étoit pas possible de faire l'amputation au-dessus des limites de l'inflammation ; d'autant mieux qu'il n'y avoit point d'inconvénient à attendre, puisque la gangrène étoit bornée, et que les moyens qu'on employoit opéroient si avantageusement qu'il y avoit tout lieu d'espérer que tous les accidens se dissiperoient entièrement, et que l'on pourroit sans aucun risque amputer ensuite la partie tout-à-fait mortifiée. D'où il faut conclure que ce n'est pas l'amputation par elle-même qui a fait mourir, mais que ce sont ceux qui l'ont faite à contre-tems qui se sont trompés ; car si de ce qu'un remède ne réussit pas, on accuse toujours le remède, la manière de l'employer n'y entreroit jamais pour rien. Il est bien vrai que l'amputation a quelquefois réussi, quoique faite dans des chairs qui n'étoient pas absolument bien saines, mais ces sortes de succès, d'ailleurs très-rares, nous paroissent dus au hasard, et il ne seroit jamais prudent d'y compter.

M. Tissot prétend que l'amputation n'étoit point nécessaire dans ce cas ; cela n'est pas croyable, puisqu'il annonce lui-même qu'il y avoit déjà un cercle de séparation entre les chairs gangrenées et les chairs vives. D'ailleurs, quand il n'y auroit qu'une gangrène simple, pour pouvoir dire que cet accident n'obligeroit pas d'amputer tôt ou tard, il faudroit non-seulement être persuadé de la possibilité de guérir cette gangrène, mais encore être toujours très-sûr d'y réussir et de prévenir le sphacele. Je ne crois pas cependant qu'aucun homme instruit puisse tenir ce langage, sur-tout dans le cas d'une contusion violente. En outre seroit-il raisonnable de supposer qu'on auroit négligé les incisions convenables pour guérir cette gangrène ? Et M. Rambi lui-même, qui conseilla l'usage du quinquina, n'auroit-il pas aussi conseillé les incisions que tout le monde sait convenir dans la gangrène, si les chirurgiens qui traitoient le malade les eussent omises ? Il paroît donc, quoiqu'on n'aie pas cru devoir détailler la méthode entière du traitement, qu'on employa, que la gangrène dégénéra en sphacele, malgré tous les soins qu'on apporta pour le prévenir. M. Tissot prétend que par un traitement méthodique, on eût prévenu la mortification. Mais pour prononcer aussi affirmativement à cet égard, il faudroit pouvoir dire, 1°. qu'on a mal traité la plaie, ce qu'on ne prouve pas; 2°. que la gangrène est toujours guérissable, comme nous venons de le dire, ou qu'on peut toujours la prévenir, ce qui est faux, parce que lorsqu'à la suite d'un coup de canon la contusion est du premier genre, c'est-à-dire, qu'elle est portée au point que l'action organique des chairs contuses est absolument éteinte, la gangrène doit *nécessairement* s'en emparer, et la mortification de ces chairs gangrenées est inévitable. Pour lors il ne reste que l'amputation à tenter, car le quinquina, quelque salutaire qu'il soit dans les plaies gangreneuses, ne peut rien contre la mortification; tout son effet se borne aux chairs attaquées par un engorgement et une inflammation gangreneuses, et à celles dans lesquelles la gangrène commence. Ce remède en relevant et en ranimant l'action des vaisseaux qui se gangrènent, peut concourir à leur rétablissement, mais encore cela n'arrive pas toujours; car si la gangrène, soit qu'elle soit causée par une contusion du premier genre, ou qu'elle survienne à l'occasion d'un long retardement à pancer la plaie, etc. si cette gangrène, dis-je, a maîtrisé toutes les ressources des chairs dont elle s'est emparée, le quinquina est inutile, ainsi que tous les autres secours. Il l'est encore plus lorsque

ces

ces chairs sont mortifiées, et que cette mortification se manifeste par la noirceur fétide de la
partie, et sur-tout par le cercle de séparation
des chairs mortifiées d'avec les vives : il n'y a
dans ce cas que l'amputation seule à tenter. Ainsi
il n'y avoit donc point d'autre parti à prendre
pour l'officier autrichien, dès que la gangrène
qui, comme il paroît par l'observation, dégénéra
en sphacele, s'étoit bornée à l'avant-bras, et que
la mortification se manifesta sans équivoque par
la séparation qui arriva aux chairs mortifiées
d'avec les saines, ce qui n'arrive jamais quand
il n'y a seulement que gangrène. Cette séparation
n'a lieu que lorsque les chairs sont mortifiées,
et même que lorsque cette mortification se borne,
car tant que la gangrène fait des progrès dans
un membre, quoique les chairs les premières
gangrenées se mortifient, et tendent dès le premier instant de leur mortification à leur décom
position putride, cette mortification ne se borne
point, elle s'empare par degrés des chairs qui se
gangrènent. Ce n'est, pour parler le langage le
plus commun, que lorsque la gangrène est
arrêtée, que la mortification tend à se borner et
à former une espèce de cicatrice entre les chairs
vives et celles qui sont mortifiées, après que cette
mortification s'est emparée de toutes les chairs

dans lesquelles la gangrène a fait tous les progrès dont elle étoit susceptible. C'est alors seulement, et lorsque l'on est d'ailleurs bien convaincu que toutes les chairs situées au-dessus des bornes de la mortification sont en bon état, qu'on peut employer avantageusement l'amputation de la partie mortifiée; car si l'on a même différé cette opération trop long-tems, et que l'on n'ait pas saisi l'instant où les chairs situées au-dessus des bornes de la mortification étoient en bon état, et à portée de soutenir l'amputation, l'opération est encore malheureuse, si on ne l'a fait précisément qu'immédiatement au-dessus du cercle qui forme la division des chairs, parce que les chairs mortifiées tendent au bout d'un certain tems à leur putréfaction, et que cette putréfaction, par l'âcreté, qui fait le caractère des sucs qui émanent des chairs qui se décomposent par la pourriture, excite de l'irritation dans les chairs vives qui touchent celles qui sont mortifiées : cette irritation est bientôt suivie d'inflammation, etc. alors l'amputation pour être heureuse doit être faite non-seulement au-dessus du cercle qui borne la mortification, mais encore au-dessus de tout l'engorgement et de toute l'affection phlogistique qui le précède ; de même que si la mortification n'étoit point bornée, et que la gangrène fît encore des progrès, ce qui ne tarderoit pas d'ailleurs à arriver.

La gangrène produite dans un membre par une cause externe, n'exige pas précisément les mêmes précautions que celle qui y viendroit par une cause interne. Dans ce dernier cas, il est absolument inutile de faire l'amputation du membre, à moins que la mortification ne soit tout-à-fait bornée, et si la cause qui produit cette gangrène ne peut pas s'épuiser entièrement dans l'étendue de ce membre, et que les remèdes pris intérieurement n'agissent pas avec assez d'efficacité pour la faire borner, il ne faut jamais, pour s'opposer à ses progrès, quels qu'ils soient, faire l'amputation, la fît-on même dans des chairs bien saines, parce qu'il est sûr que cette opération seroit malheureuse, et que la gangrène s'empareroit du moignon. Ainsi, si la cause est de telle nature qu'elle doive gagner le tronc et enlever le malade, comme cela peut quelquefois arriver dans la vieillesse, cette raison ne doit point faire précipiter une opération qui seroit très-sûrement sans succès, et à laquelle la médisance pourroit ensuite faire attribuer la mort du malade, qui ne manqueroit pas d'arriver.

Dans une gangrène de cause interne, il faut donc toujours attendre que la mortification soit bornée , pour faire l'amputation et employer intérieurement les remèdes capables de concourir à cet effet. Dans la gangrène de cause externe, au contraire , lorsque cette gangrène attaque un membre , on n'est pas toujours obligé d'attendre que la mortification , qui peut la suivre , se soit bornée , pourvu que , dans le cas où l'amputation deviendra indispensable , on puisse faire cette opération au-dessus de l'inflammation qui précède la gangrène, et si cette inflammation s'étend jusqu'au tronc , il ne faut pas tenter l'amputation , parce qu'elle seroit trop douteuse , ou pour mieux dire presque toujours infructueuse. Il faut, par les différens moyens propres à cet effet, tâcher de dissiper l'inflammation et mettre le membre en état d'être coupé dans des chairs bien saines ; alors l'amputation pourra se faire avec succès. Il pourroit cependant arriver que quelque cause particulière, telle que l'ouverture d'une artère principale , engageât à entreprendre une opération douteuse, pour se conformer au précepte de Celse ; mais ces cas sortent de la règle.

M. Tissot , qui s'est déclaré sans réserve ; contre l'amputation , a fait précéder l'observation de l'officier autrichien , d'une autre observation à laquelle il est encore bon de répondre ,

non pas dans l'intention d'accréditer l'amputation des membres , mais parce qu'il n'est pas raisonnable de dire que cette opération ne soit pas quelquefois fort essentielle , et même la seule ressource à laquelle on puisse recourir.
« M. Rambi, dit-il (a), qui étoit à l'armée anglaise
» dans le tems de la bataille de Detteinguen ,
» fait grand cas du quinquina ; il est vrai que
» dans une de ses observations, l'ayant ordonné
» à un officier septuagénaire , auquel on avoit
» fait l'amputation de la jambe , parce qu'il
» avoit eu la cheville du pied et les parties des
» environs extrêmement maltraitées par un bou-
» let de canon , il n'empêcha pas que les plaies
» ne changeassent en mal , et que le malade
» ne mourût. » M. Tissot ajoute ensuite qu'on doit rapporter cette mort à l'amputation , dont le quinquina , dit-il , ne fut pas capable de réparer le désordre. D'abord on ne peut rien dire sur la question de savoir si l'amputation dans ce cas étoit nécessaire ou non , parce qu'il peut quelquefois être à propos d'amputer une jambe frappée d'un boulet de canon à la malléole , et quelquefois aussi cette opération peut n'être pas indispensable , ce qui dépend de la nature de

____

(a) Dissertation de M. Bilguer , sect. 7 , note.

la contusion et des accidens que cette contusion entraîne. Mais si l'on veut bien ne pas tout refuser aux lumières de ceux qui firent l'amputation, on pourroit convenir que cette opération étoit nécessaire. Au reste, il pourroit être vrai que ce soit l'amputation qui ait accéléré ou même tué le malade, parce que cette opération est très-grave, et que plusieurs de ceux à qui on l'a faite, même dans les circonstances les plus favorables, périssent. Mais pourroit-on pourtant assurer que ce soit réellement cette opération qui ait fait périr ce malade ? D'abord est-on sûr que le boulet qui frappa la partie inférieure de la jambe, ne communiqua pas à l'articulation du genoux, comme cela arrive souvent à la suite d'un pareil coup, une secousse violente qui quelquefois suffit pour faire périr le blessé ? ou bien n'y avoit-il point eu une commotion capable d'empêcher le succès de l'opération ? Dans le premier cas, l'amputation de la jambe devoit être infructueuse, puisqu'on laissoit subsister l'affection portée à l'articulation du genoux, laquelle devoit être augmentée et fortifiée par l'amputation, au lieu que si on eût fait cette opération à la partie inférieure de la cuisse, ou plus ou moins haut, elle auroit pu réussir, parce qu'on n'auroit eu à combattre que le mal de l'amputation. Secondement , s'il y avoit une commotion violente , comme cela arrive presque toujours à la suite d'un coup de canon , une amputation faite dans ce cas devoit encore être sans succès , parce que cette commotion trouble toutes les opérations animales , et qu'en ajoutant à ce mal un mal encore fort grand , le malade ne peut que succomber ; mais on ne peut pas assurer que ce soit l'amputation qui ait fait périr ; et il est aussi probable que ce sont les circonstances dans lesquelles on l'a faite : il n'en est que trop souvent ainsi ; car pour pouvoir rapporter à l'amputation la mort d'un malade , et notamment des deux dont nous venons de citer les observations , il faudroit pouvoir assurer et prouver que ces opérations ont été faites dans le tems le plus favorable et selon les règles de l'art , encore tout cela n'en exclueroit pas l'utilité dans bien des cas ; et beaucoup de blessés , qui sûrement auroient péri de leurs blessures , ont réchappés au prix d'un bras ou d'une jambe , qui ne leur présentoit d'autre perspective que la mort.

Suivant ce que nous venons de dire, on voit combien il faut être attentif lorsqu'on se détermine à amputer un membre frappé à sa partie inférieure par un boulet de canon , à découvrir si ce boulet n'a point communiqué une secousse violente jusqu'à l'articulation supérieure à l'endroit frappé ; car, dans ce cas, si l'amputation, devenue indispensable, n'étoit faite qu'au-dessous de cette articulation, cette opération seroit infructueuse ; de même que si on la pratiquoit pendant les funestes effets d'une commotion violente qui se seroit communiquée jusqu'au cerveau. Pour ne rien précipiter en pareil cas, il faut, avant l'opération, observer si l'articulation située au-dessus de la blessure, n'est point douloureuse, gonflée, enflammée, ou même luxée ; et si ces accidens se rencontrent, ou seulement quelques-uns d'eux, il faut toujours faire l'amputation au-dessus de cette articulation, autrement cette opération seroit sans succès : de même que si la blessure est accompagnée de délire ou d'aliénation d'esprit, enfin des symptômes qui font présumer l'interception des fonctions du cerveau, il est inutile de faire l'amputation pendant la persévérance de cette commotion, parce que cette opération ne peut pas réussir en pareille circonstance. Tel fut le cas du chevau-léger dont parle M. Quesnaye (a), qui ayant été blessé à une jambe par un éclat de

____

(a) Traité de la gangrène, page 19.

boîte,

boîte, la commotion se porta jusqu'au cerveau et troubla les fonctions de ce viscère, au point que la jambe tomba promptement en mortification, et que le malade en soutint l'amputation sans aucune douleur et avec une sorte de gaîté; mais cette opération ne réussit pas, et le malade mourut sans avoir connu son état. Ainsi il faut, en pareil cas, suspendre l'amputation d'un membre, quoique d'ailleurs cette opération soit indiquée, tant que les symptômes d'une commotion aussi violente subsistent, quelque puisse être d'ailleurs l'événement, attendu que l'amputation ne peut point améliorer l'état du blessé. Mais si l'on réussit, par les moyens convenables, et dont nous avons parlé en traitant de la commotion, à calmer cette commotion, et à rétablir les fonctions du cerveau, on peut ensuite faire l'amputation avec succès, si la partie étant mortifiée, la mortification s'est bornée de manière qu'on puisse entreprendre cette opération.

CHAPITRE VII.

Des plaies aux extrémités faites par les coups de fusil.

Lorsqu'une balle frappe un membre, si la plaie est à la partie moyenne ou à quelques-unes des extrémités, quelque fracture qu'il y ait, si l'articulation n'est pas blessée, le traitement de cette espèce de plaie est indiqué, parce que nous avons dit en parlant des blessures faites par un boulet, la seule différence consiste en ce que la contusion n'étant pas de même nature, les conséquences ne sont pas les mêmes ; mais les indications sont toujours de faire à une pareille plaie les incisions dans toute l'étendue de l'escarre, de faire l'extraction des corps étrangers, s'il y en a, et celle des portions d'os brisées, contuses, ou trop détachées pour pouvoir se réunir.

Une pareille plaie peut être d'une conséquence d'autant plus grande, que le coup aura été donné de plus près, parce qu'alors la fracture des os peut être plus compliquée, et la contusion dans les pièces fracturées plus forte ; ce qui impose la nécessité d'extraire toutes les portions brisées, fussent-elles même, comme nous venons de le dire, encore adhérentes à quelque portion de chair.

Il faut alors suffisamment débrider les chairs, pour n'avoir plus à craindre de tiraillemens ni d'irritations. La suppuration est le seul but que l'on doit se proposer, et un pareil traitement ne présente rien de différent de ce que nous avons déjà dit. La plaie simplifiée par les incisions convenables doit être couverte par des plumaceaux légèrement garnis d'un digestif simple ; les environs ou le reste du membre, fomenté avec quelque liqueur vulnéraire et spiritueuse, le tout soutenu par un bandage à dix-huit chefs, ou tout autre qui donne la facilité de découvrir et de pancer la plaie, toutes les fois que cela paroît nécessaire, afin de remédier aux inconvéniens qui pourroient survenir, et d'écarter les accidens, s'il s'en présentoit. Il ne peut résulter d'une pareille plaie rien qui soit capable de donner l'idée de l'amputation du membre ; et cette blessure, quelque considérable qu'elle soit, n'est pas communément d'une dangereuse conséquence, à moins que la commotion n'ait atteint quelque articulation, ce qui pourroit compliquer la plaie, sans jamais rendre l'amputation nécessaire , parce que la suppuration qui s'établira nécessairement , la contusion ne pouvant pas être du premier genre , ni par conséquent attirer la gangrène si la plaie est bien pancée , entraînera tous les accidens qui pourroient résulter de cette secousse ou commotion.

Si par quelques-unes des causes , dont nous avons ci-devant parlé , c'est-à-dire , si par un pancement mal fait et contre les règles , ou par quelque retardement à pancer la plaie , la gangrène s'emparoit du membre , l'expérience prouve que cette gangrène n'est jamais rebelle aux moyens bien dirigés , et qui conviennent pour la détruire , qu'elle obéit , pour ainsi dire , aux volontés d'un chirurgien instruit ; et que des incisions faites à propos ont produit en vingt-quatre heures des changemens inouis , et rappelé à la vie un membre que la négligence ou l'impéritie conduisoient à sa perte. Il est pourtant un tems où toutes les ressources de l'art peuvent être inutiles , si le malade , par l'une des causes dont nous venons de parler , trop long-tems continuées, est livré à la mort.

On ne sauroit dissimuler que l'on rencontre à cet égard , dans la dissertation de M. Bilguer , des préceptes auxquels on ne sauroit trop applaudir. Il ne s'effraie pas d'une gangrène qui , la plupart du tems, s'empare d'une partie frappée par un coup de feu. Il a conçu, avec raison, que cet accident dépendoit fort souvent de la négligence dans le traitement ou de quelque autre cause qu'un pancement méthodique pouvoit aisément détruire. Il a, à cet effet, indiqué dans les sections 7, 8, 9, 10, 12, 13, 15, 16 et 19 de sa dissertation, des moyens de guérison, qui, si l'on excepte quelques tamponages, que nous n'approuvons pas, ne laissent rien à desirer. J'ai aussi rencontré, dans le tems que j'étois entièrement livré à l'exercice et à l'enseignement de la chirurgie, beaucoup d'occasions, ou bien loin de redouter cette gangrène, je ne la regardois que comme un accident très-léger, lorsqu'elle n'étoit pas la suite d'un coup qui devoit y donner lieu nécessairement; toute cette théorie mérite d'être éclairée par des exemples.

OBSERVATION.

Un cavalier du régiment de Saint-Jal, auquel j'étois attaché dans les guerres d'Hanovre, en qualité de chirurgien-major, reçut un coup de fusil à la bataille de Rosback. La balle lui fracassa la jambe droite dans son milieu, les deux os étoient brisés, et présentoient plusieurs esquilles qu'il fallut retirer. Ce blessé fut guéri au bout de trois mois.

OBSERVATION.

Un cavalier du même régiment reçut, à l'affaire de Camber, un coup de fusil de très-près, le fémur fut brisé à sa partie moyenne inférieure, la fracture n'attaqua pas l'articulation. Je fis les incisions convenables, je retirai plusieurs esquilles, j'appliquai un appareil, et je fis conduire le malade à l'hôpital ; il n'éprouva que des accidens légers. Au bout de quatre mois, il rejoignit le régiment parfaitement guéri.

Dans ces deux cas, la gangrène ne fut point à craindre, parce que les blessés furent pancés sur-le-champ, que les incisions nécessaires furent faites, les corps étrangers ou les portions d'os inutiles extraites, et que les pancemens furent méthodiquement suivis par la suite.

Il est quelques cas où des blessures qui ne sont pas faites par des armes à feu présentent les mêmes indications, et il n'est pas hors de propos d'en citer quelques-uns.

OBSERVATION.

En 1766, on m'amena à l'hôpital civil et militaire de la ville de Meaux, dont j'étois alors chirurgien-major, un jeune paysan qui, s'étant laissé tomber devant une voiture extrêmement chargée, la voiture lui passa sur la jambe. Dans

le moment où l'accident arrivoit, un homme
fort, qui se trouvoit auprès de la voiture, saisit
et tira très-violemment le jeune homme, dans
l'espérance de le sauver ; mais lors de ce mouvement, la voiture étoit déjà sur la jambe, et
la violence de l'effort que fit l'homme, arracha
presque la jambe, de manière que les os étoient
séparés en leur longueur et les chairs allongées
et presque totalement déchirées. On conçoit qu'en
pareil cas la contusion dut être violente. Je
ne la crus pourtant pas du premier genre et de
nature à entraîner nécessairement la gangrène,
comme cela arrive communément à la suite d'un
coup de canon, parce qu'une pareille contusion
est presque toujours totalement concentrée dans
les chairs même blessées, ce qui n'arrive pas
ainsi à la suite d'un coup de boulet ; dans ce
dernier cas, la contusion ne se borne point dans
les chairs frappées et déchirées par le boulet ;
les chairs voisines de celles qui sont déchirées,
sont contuses comme les premières, et les racines
de cette contusion s'étendent plus ou moins loin.
Il y a plus, c'est que dans ce dernier cas, les
chairs voisines de la plaie sont dans un tel état
qu'elles sont plus exposées à être saisies par la
gangrène, que les chairs même blessées et déchirées, parce que celles-ci sont en quelque sorte

cautérisées ; les liqueurs qui y abordoient pour leur nourriture , et dont le mouvement étoit entretenu par leur propre action , sont chassées par la violence du coup, elles n'y abordent plus, l'escarre qui tapisse ces chairs les crispe , les resserre ; elles ne peuvent plus s'engorger ; elles ont une tendance à une décomposition putride éloignée, résultante de l'espèce d'anéantissement qui existe en elles, et de la privation entière de toute espèce de circulation, ou même d'admission des liqueurs ; elles sont mortes et leur action organique est éteinte, au lieu que les chairs voisines qui ne sont pas subitement et tout-à-fait comme les premières, dans cette espèce d'état de dessication et d'anéantissement , sont susceptibles d'engorgement , mais d'un engorgement qui s'opérant dans des chairs et dans des vaisseaux auxquels il ne reste plus que la faculté de se prêter et d'obéir aux impulsions des sucs qui y abordent ; faculté que n'ont plus les vaisseaux de la plaie même, doit nécessairement noyer ces chairs de liqueurs destinées à une décomposition résultante du défaut d'action des vaisseaux qui les reçoivent, et qui ne peuvent plus les triturer, les diviser, ni entretenir en elles cet équilibre naturel qui leur convient, et les rend propres à leur mixtion avec toutes les liqueurs qui circulent

lent dans le corps , disposent les chairs voisines
qui reçoivent ces sucs à une gangrène plus
prompte que celle qui peut s'emparer des chairs
mêmes qui forment la plaie , et que l'on pourroit
en quelque sorte regarder comme une gangrène
consécutive. Cessons cette digression , quelqu'utile qu'elle nous paroisse , et revenons à
notre observation.

Le blessé qui fait le sujet de cette observation, fut mal pancé, et comme l'accident arriva
dans les plus fortes chaleurs du mois de juillet,
la gangrène s'empara promptement de la plaie,
et ce blessé fut apporté à l'hôpital dans ce triste
état. Il y eut une consultation nombreuse , et
chacun opina pour l'amputation du membre ; je
m'y opposai seul, et je ne regardai pas mon éloi-
gnement spécial pour l'amputation, comme une
imprudence ; j'en donnai les raisons et je dis que
les mauvais pancemens qui avoient été employés
d'abord , ainsi que les grandes chaleurs qu'il faisoit alors , avoient donné lieu aux accidens que
nous avions à combattre ; mais qu'il y avoit lieu
de croire que des pancemens plus méthodiques
remédieroient au mal. En effet , je fis des incisions
dans toutes les chairs gangrenées, je pançai la
plaie avec un digestif animé et enveloppai le tout
avec des compresses trempées dans l'eau-de-vie ;

je joignis à ces moyens les plus grands soins, en visitant le malade très-fréquemment, et c'est ainsi qu'il faut agir en pareil cas. Ce malade guérit, au grand étonnement des consultans et des administrateurs de l'hôpital, qui avoient été instruits du fait et qui prenoient un intérêt particulier à ce blessé.

Ce cas particulier a quelque rapport avec l'objet que nous traitons, parce que la contusion, dans ce cas, étoit aussi très-violente, quoiqu'elle ne fût pas du même genre que celle que cause un boulet, celle-ci s'étendant beaucoup plus loin dans les chairs du membre frappé.

OBSERVATIONS.

. Un garde-chasse de l'abbé de Breteuil reçut à Anet, près la ville de Meaux, un coup de fusil chargé d'un lingot. Ce lingot traversa la partie moyenne de la cuisse, brisa le fémur, entrant par la partie antérieure et interne, et sortant du côté directement opposé, sans blesser l'artère crurale. Le chirurgien du lieu, qui fut chargé du traitement de cette plaie, crut qu'il suffisoit, pour établir la suppuration, dont il sentoit l'utilité, d'introduire dans chaque ouverture une tente couverte de suppuratif, de la longueur d'un pouce, et de grosseur proportionnée à la grandeur des plaies : mais cette suppuration ne parut point, un gonflement considérable s'empara de toute la cuisse, dont la fracture étoit d'ailleurs soutenue par un bandage à dix-huit chefs. Peu de jours après la gangrène survint. Je fus consulté pour savoir s'il ne falloit pas en venir à l'amputation de la cuisse. Instruit de l'accident et de sa cause, je doutai de cette nécessité, parce que, en supposant même le pancement le plus contraire aux règles, l'accident n'étoit pas assez ancien pour qu'il ne restât que cette ressource, d'autant mieux que l'engorgement gangreneux, qui s'étendoit jusqu'à la partie supérieure de la cuisse, auroit rendu l'entreprise trop douteuse, eût-elle été véritablement indiquée. Je vis le malade, et j'apperçus au premier coup-d'œil que tout le désordre venoit d'un vice dans le pancement. Je fis supprimer les tentes, et fis faire aux deux ouvertures de la plaie plusieurs incisions pour diviser l'escarre qui étoit fort épaisse, et qui tenoit les chairs dans une sorte de crispation. Ces incisions furent étendues dans toute la longueur de la cuisse, plus profondément aux environs de la plaie qu'ailleurs. Je fis pancer cette plaie très-mollement avec un digestif ordinaire, animé d'un peu de stirax, le tout enveloppé de compresses trempées dans l'eau-de-vie. En très-peu de tems l'état de cette cuisse fut considérablement changé, le gonflement diminua promptement, la suppuration s'établit, et le malade guérit parfaitement. Cette gangrène, qui ne porte que trop communément l'effroi dans l'esprit de ceux qui ne la connoissent pas bien, étoit, dans ce cas, un accident très-facile à détruire, parce qu'elle ne tenoit pas à une cause qui l'entraînoit nécessairement ; elle auroit même été portée à un plus haut point sans que l'amputation eût été l'unique ressource, quand elle auroit été d'ailleurs pratiquable relativement à l'état de la cuisse qui, comme nous l'avons dit, étoit affectée jusqu'à sa partie supérieure. Il est mille cas de cette nature, où la gangrène a effrayé des hommes inconséquens au détriment des blessés, et où cette gangrène, avec un peu de lumières et de discernement, n'eût été qu'un jeu à détruire. Je citerai par la suite de pareils exemples, où l'amputation a été conseillée pour cause d'une pareille gangrène, et où les blessés ont guéris sans cette opération.

Quantité de blessés ont guéris de pareilles blessures sans amputation, qui n'est d'ailleurs jamais indiquée en pareille circonstance. On trouve de ces observations intéressantes dans les Mémoires de l'Académie de Chirurgie.

Observations.

Un garde du roi reçut un coup de feu ; la balle brisa la partie presque inférieure de l'humerus , le malade guérit sans amputation.

Un capitaine des grenadiers du régiment d'Orléans reçut un coup de feu qui lui brisa le poignet ; le radius étoit brisé , les tendons , les ligamens furent déchirés et rompus ; ce malade guérit sans amputation.

Bavaton , dans son Traité des plaies d'armes à feu , rapporte des faits pareils.

Observations.

M. de Winklir , capitaine de cavalerie hanovrienne , fut blessé d'une balle à la partie moyenne du bras gauche, qui lui fracassa l'os ; ce blessé guérit sans amputation.

Saint-François , sergent de marine , reçut, sur un vaisseau , une balle qui lui fracassa la partie moyenne de l'avant-bras droit ; ce blessé guérit sans amputation.

La Joie , caporal du régiment de Condé , infanterie , reçut une balle à la partie moyenne interne de la jambe gauche ; le tibia et le péronné étoient entièrement brisés : ce blessé guérit sans amputation.

Fleur-d'Amour, soldat de Bourbonnois, reçut une balle à la partie supérieure de la jambe gauche, qui fractura le cylindre entier du tibia; ce blessé guérit sans amputation.

La Rivière, soldat au régiment d'Argentré, reçut, au Petit-Minden, une balle à la jambe gauche, qui brisa les os sans attaquer les articulations; ce blessé guérit sans amputation.

Daniel Webert, soldat au régiment de Lamarck, reçut un coup de balle qui lui fracassa le bras gauche dans sa partie moyenne inférieure, et produisit quantité d'esquilles, et attira nombre d'accidens; ce blessé guérit au grand étonnement de tous les chirurgiens-majors qui le virent.

Un soldat du régiment de Guise, reçut en Bavière, une balle qui fractura le bras droit dans sa partie moyenne inférieure; l'amputation proposée ne fut point faite, et le malade guérit.

Bilguer, dans sa dissertation, rapporte des faits pareils, et qui méritent d'être distingués de ceux qu'il a prodigués contre l'amputation.

OBSERVATIONS.

Un soldat du régiment du prince Henry, fut blessé d'un coup de feu, quatre éclats de fer lui brisèrent le bras par le milieu, le percèrent de huit trous, et causèrent sur l'articulation du coude un anévrisme de la grosseur du poing ; ce blessé guérit sans amputation.

Un soldat du régiment des cuirassiers de Gessler fut blessé à la jambe, de façon que les deux os furent brisés dans leur milieu et avec beaucoup de fêlures dans leur longueur : ce blessé guérit sans amputation, après lui avoir enlevé un morceau du tibia de cinq pouces de long.

M. de Alvensleben, enseigne aux gardes, reçut, à Torgaw, une blessure au-dessus du pied, qui brisa les os du tibia et du peronné ; et les fragmens portés, par le coup, les uns sur les autres, formoient une espèce de triple étage ; ce blessé guérit sans amputation.

Un capitaine reçut un coup de fusil à bout touchant ; la balle fracassa l'humerus dans sa partie supérieure jusqu'à l'articulation ; ce blessé guérit sans amputation.

Voilà, sans doute, suffisamment de faits pour appuyer notre opinion contre l'amputation des membres à la suite des blessures faites par les balles qui brisent le corps des os des extrêmités. Passons maintenant aux blessures des différentes parties qui forment les articulations en général.

CHAPITRE VIII.

Des plaies aux articulations en général, faites par des coups de fusil, et de la lésion des différentes parties qui les composent.

La conséquence d'une blessure dans les articulations résulte de la lésion des parties qui les composent ; cette conséquence est relative à la nature de la blessure de ces parties, et elle est d'autant plus grande et plus sérieuse, qu'il y a un plus grand nombre de parties de blessées. C'est cette complication qui peut suggérer l'idée de l'amputation ; mais pourtant cette indication n'est jamais réelle. Pour parvenir à développer cette vérité, voyons quels sont les accidens que peut causer un coup de fusil, et nous examinerons si ces accidens indiquent l'amputation d'un membre.

Nous avons exposé ci-devant que la contusion seule que nous avons appelée du premier genre, devoit nécessairement entraîner la gangrène : que cette gangrène étoit incurable, et que par conséquent l'amputation étoit l'unique moyen à tenter, lorsqu'elle est d'ailleurs pratiquable ; mais

nous

nous avons dit aussi qu'une pareille contusion ne pouvoit être causée que par un boulet, un éclat de bombe, etc. et que jamais une balle ne pouvoit l'occasionner. Si cette vérité, dont nous sommes parfaitement pénétrés, pouvoit se démontrer évidemment, il est clair qu'elle seroit alors un précepte de l'art, et que toute amputation seroit déplacée hors les cas renfermés dans cette règle ; mais l'usage n'a que trop accrédité une doctrine différente, et pour en démontrer l'erreur, il faut la suivre dans tous ses détails. Prenons pour exemple la plaie la plus grave qu'une balle puisse causer, et voyons si l'amputation deviendra indispensable. Supposons une blessure faite dans une articulation quelconque, et que toutes les parties les plus délicates qui la composent, telles que les chairs, les os, les tendons, les ligamens, les membranes, les nerfs, les vaisseaux, etc. soient fracturés, brisés, déchirés, contus, écrasés, irrités, etc. la blessure de toutes ces parties, spécialement prises, n'indique point l'amputation ; celles qui paroissent même les plus importantes, ne sont susceptibles d'aucun accident, si l'on excepte l'ouverture des gros vaisseaux. Jadis la plaie d'un tendon effrayoit un blessé, réputé connoisseur, au point de lui causer le délire, quelquefois même la mort ; aujourd'hui cette blessure est de nulle conséquence. Les plaies des tendons , dit M. de Haller (*a*), sont celles de toutes qui se guérissent avec plus de facilité, sans aucun secours et sans aucun accident. De telle nature qu'elles soient, dit - il , elles ne doivent occasionner aucune crainte (*b*).

Observations.

Je vis, il y a trente-cinq ans, un notaire de la ville de Meaux, qui, en tombant sur une bouteille qui se cassa , eut le tendon fléchisseur du petit doigt de la main droite déchiré, et à moitié coupé par le verre ; cette plaie se guérit aisément après une légère suppuration , sans que le blessé se soit jamais plaint de la lésion du tendon ; il resta seulement pendant quelque tems , une difficulté dans le mouvement du doigt, qui s'est dissipée par l'usage des émolliens. Pendant le traitement j'affectai plusieurs fois de toucher et de tirailler le tendon, sans que le malade se plaignît d'aucune sensation.

On m'amena, dans le même tems, à l'hôpital, un garçon boucher, qui, d'un coup de couteau porté en travers sur la partie interne et infé-

---

(*a*) Mémoire sur la nature sensible et irritable, etc. page 16.
(*b*) Haller , *ibid.* page 18.

rieure de l'avant-bras, tout près de l'articulation du poignet, s'étoit coupé en partie presque tous les tendons fléchisseurs des doigts de la main gauche. Les branches principales de l'artère brachiale étoient ouvertes, et l'hémorragie n'avoit été arrêtée, quelques jours auparavant, que par le secours d'un tamponage mal entendu ; aussi la gangrène s'empara-t-elle de la partie ; cette plaie guérit sans amputation, quoique souvent conseillée par des gens de l'art. Dans différens pancemens, lorsque la plaie eut pris la voie de guérison, je pinçois, tiraillois et irritois les tendons en différens sens, sans que le malade en ressentît rien, à moins que je n'allasse jusqu'à émouvoir les chairs. Ces faits n'ont pas besoin de preuves, l'expérience tend les bras à l'incrédulité.

Si les tendons sont incapables d'irritation, s'ils sont insensibles, comme cela est démontré, quels accidens pourroit donc entraîner leur lésion à la suite d'un coup de fusil ? Ils ne sont susceptibles ni d'inflammation sensible, ni d'engorgement, ni par conséquent de gangrène. Leur tissu est trop serré pour qu'une contusion, même du premier genre, y attirât cet accident. Il faut des vaisseaux dont le jeu soit libre, une partie mollement composée et abondante en fluides, pour qu'elle soit susceptible de gangrène. Lorsqu'un tendon, dépouillé de toutes les parties graisseuses ou vasculeuses qui peuvent l'environner, est séparé du muscle qui le fournit, il se décompose difficilement, très-longuement et sans répandre presqu'aucune mauvaise odeur, parce que l'odeur de pourriture vient de la décomposition putride des chairs, ainsi que de la dissolution des sucs, et qu'il en entre fort peu dans un tendon. Entouré d'une partie que la putréfaction même détruit, et abreuvé des sucs âcres et en quelque sorte corrosifs qui en découlent, un tendon se divise par lames blanchâtres, et se décompose comme par macération, sans exciter le plus léger accident.

La blessure des tendons, à la suite d'un coup de feu, de telle nature qu'elle soit, est donc de nulle conséquence, et quand elle pourroit occasionner les accidens qui l'ont quelquefois rendue si redoutable, n'aurions-nous pas pour y mettre ordre la ressource des incisions, de même que pour les chairs.

La blessure des aponévroses est beaucoup plus à craindre ; ces parties sont susceptibles d'une irritation qui ne se calme dans bien des cas, que par des incisions multipliées. Leur tissu est plus musculeux que celui des tendons, et elles reçoivent quelques distributions nerveuses qui les rendent sensibles. Les exemples fréquens d'accidens produits par la lésion du fascia-lata, et qui ne se sont calmés que par des incisions plus ou moins répétées , confirment ce que nous avançons.

Mais en supposant que la lésion particulière de chacune des parties qui aident à former une articulation, pût produire à la fois tous les accidens qu'on pourroit attribuer à un coup de fusil, s'ensuivroit-il que l'amputation du membre fût indispensable? Non, sans doute, parce que, comme nous l'avons dit, cette opération n'est indiquée que par une gangrène qui succède à une contusion qui a détruit toute l'action organique des chairs , et qu'il est impossible qu'une balle produise cette contusion de manière à indiquer l'amputation. Les seuls accidens que nous soyons en droit de redouter en pareil cas , dépendent de l'irritation des différentes parties lésées , et des suites que cette irritation peut entraîner , telles que des inflammations , des engorgemens, des dépôts, des douleurs vives , des fièvres , des convulsions , la gangrène. Mais n'a-t-on pas pour calmer ces accidens funestes, ou même pour les prévenir , la ressource des incisions et des moyens généraux analogues à

la nature de ces accidens ? Les premières indications ne sont-elles pas de débrider par des
dilatations suffisantes la peau, les chairs et toutes
les parties les plus irritables et les plus propres
à donner occasion à des étranglemens, à des
engorgemens et à la gangrène ? Ne peut-on pas,
si le cas le requiert, achever la section d'un
tendon blessé, d'un ligament, d'un nerf, inciser une membrane, diviser même la capsule d'une
articulation, si l'on soupçonne, avec, quelque
fondement néanmoins, qu'il y ait épanchement
dans la cavité ? Ne doit-on pas débrider les aponévroses et faire des dilatations suffisantes pour
extraire toutes les portions d'os détachées ou qui
sont trop chancelantes pour se réunir ? Ne sont-
ce pas là enfin les dictions préliminaires de l'art ?
et n'avons-nous pas nombre d'exemples où ces
procédés ont réussi et où l'on a traité avec succès
des plaies de ces différentes parties ? L'observation est le livre où il faut puiser, on y rencontre
des faits non-seulement capables d'instruire, mais
encore d'écarter les doutes qui pourroient s'opposer à l'entreprise. Nous voyons sur-tout par
douze observations intéressantes, communiquées
par M. Boucher, et rapportées dans le cinquième
volume des Mémoires de l'Académie, lesquelles
observations ne frappent que sur ce point, que

la lésion particulière de chacune des parties qui aident à former une articulation, n'est pas redoutable au point de faire craindre pour l'amputation. L'ensemble complique fort peu l'accident, les indications se présentent toutes à la fois , on les remplit presque d'un même coup quand on sait les diriger. Il est vrai que si l'on ne porte qu'une main tremblante ou mal habile, on peut ne pas réussir , mais l'art ne sera pas en défaut, il fournira toujours , en pareil cas, des moyens suffisans pour guérir , si l'on sait les employer.

La lésion particulière des différentes parties qui forment une articulation n'indique donc point l'amputation, parce qu'il est très-possible de remédier à tous ces désordres. Nous voyons par la 1ʳᵉ., 7ᵐᵉ., 8ᵐᵉ., 11ᵐᵉ. des observations de M. Boucher, que la blessure des tendons, des ligamens, des membranes, n'a produit aucun accident particulier remarquable, et nous ne voyons point d'exemples, ou du moins je n'en connois pas où cette blessure ait donné lieu à aucun accident excité par la seule lésion spéciale de ces parties. On voit bien des cas où l'on a été obligé d'achever la section d'un tendon, comme dans la 6ᵐᵉ. des observations de M. Boucher, où l'on coupa les tendons fléchisseurs de la jambe ; mais ce ne furent point des accidens produits par la lésion de ces parties qui obligèrent à cette opération ; les tendons n'étoient même pas blessés. Sans doute qu'on la jugea nécessaire pour d'autres causes, comme pour permettre de porter des dilatations indispensables dans les endroits où elles étoient convenables. La présence d'un tendon peut retarder quelquefois la chûte d'une portion d'os exfoliée, empêcher l'extraction d'un corps étranger ou le masquer, et par-là causer des irritations, des douleurs vives, des inflammations, des spasmes, la gangrène ; dans la plupart de ces cas, la section du tendon peut calmer ces accidens. La gangrène peut encore dépendre de quelqu'autre cause : il est très-possible que cet accident s'empare d'un membre blessé par une balle, si le coup a brisé les os de façon que quelques esquilles, qu'on ne peut découvrir, irritent les parties charnues, troublent ou empêchent la suppuration, et dérangent quelquefois les fonctions de toute la machine. Mais cette gangrène, ainsi que les autres accidens, cède toujours, même facilement, aux moyens convenables, lorsque les indications principales sont remplies, soit par le secours de l'art, soit par les efforts de la nature. L'expulsion des esquilles rétablit le calme comme dans les observations 3, 6 et 7 de M. Boucher, et

l'on

l'on peut, en pareil cas, présumer que cette
gangrène vient à l'occasion de quelque cause
cachée, par les douleurs, la fièvre, les convulsions et les autres accidens qui l'ont précédée,
ce qui n'arrive pas lorsque la gangrène survient
nécessairement; elle n'est précédée alors que
de flaccité dans les chairs, etc. Il peut arriver
quelquefois que tous les accidens qui surviennent à l'occasion de quelque portion d'os déta-
chée, ou de quelqu'autre corps étranger, cessent quoique ces corps étrangers ne soient pas
sortis, parce que si leur présence, qui irrite les
parties qui les environnent, occasionne la fonte
de ces parties, ou qu'enfin elles se détruisent,
soit par suppuration ou autrement; le corps étranger peut se former peu-à-peu, à l'aide de la nature, une espèce de domicile dans la partie sans
en troubler même quelquefois les fonctions,
comme nous en avons des exemples. D'autres
fois aussi ces corps étrangers, sur-tout lorsque
ce sont des esquilles qui ne se sont pas séparées
du corps de l'os pendant le traitement de la
plaie, et qui quelquefois n'en ont pas même
empêché la cicatrisation, font rouvrir cette plaie
plus ou moins long-tems après sa guérison, qui
se continue ensuite sans obstacle, après la sortie de ces nouvelles esquilles, comme dans le

cas de la 12me. observation de M. Boucher, et comme nous l'avons éprouvé nous-même, dans une observation intéressante que nous rapporterons bientôt. Une circonstance qui paroîtroit défavorable au traitement de ces sortes de plaies, c'est lorsque la balle reste fortement enchassée dans l'os ; mais l'art fournit encore des moyens pour remédier à cet inconvénient. N'a-t-on pas le ciseau, le maillet, le tire-fond, dont M. Desport s'est servi avantageusement (a). En outre, l'expérience apprend, comme on le voit par les observations 11 et 12 de M. Boucher, que la balle peut rester dans un os sans causer par elle-même des accidens bien fâcheux. Il est pourtant vrai qu'il faut, autant qu'il est possible, en faire l'extraction, dût-on même appliquer à cet effet, sur la balle, quand cela est d'ailleurs pratiquable, une couronne de trépan suffisamment large pour embrasser plus que le calibre de la balle, ainsi que le conseille M. Desport (b), parce qu'enfin c'est un corps qui peut donner lieu à des accidens. On aide ensuite à l'exfoliation de l'os percé, par les moyens convenables à cet effet, évitant néanmoins de causer aucune irritation, dût-on même

____

(a) Traité des plaies d'armes à feu, page 224.
(b) *Ibid.* page 181.

plutôt confier à la nature le soin de cette exfoliation, dont elle s'est souvent acquittée avantageusement. Je crois qu'il n'y auroit aucun inconvénient à user du même procédé, c'est-à-dire, à se
servir du trépan dans le cas d'une fente ou fêlure
dans un os qui exciteroit quelques accidens que
les moyens généraux ne calmeroient pas. Comme
ces accidens pourroient dépendre du tiraillement
de la membrane intérieure de l'os ou de quelque
épanchement qui pourroit se faire dans la cavité,
on se procureroit par le moyen de ces trépans,
l'aisance de remédier à l'un ou à l'autre de ces
accidens.

Jusques ici la plaie énorme que nous avons
prise pour exemple, n'indique donc point l'amputation du membre. L'art fournit des moyens
pour remédier à tous les désordres, dont une
pareille plaie peut être accompagnée, si le traitement est pris à tems, car autrement ce seroit
à la négligence ou au retardement qu'il faudroit
attribuer les malheurs. Il est vrai qu'il peut arriver des accidens contre lesquels l'art ne peut
rien. Le trouble porté dans l'économie animale,
par la frayeur qu'éprouve quelquefois le blessé
à l'instant du coup, et l'espèce de stupeur qui
peut en résulter, sont des inconvéniens inacces-
sibles aux ressources de l'art. Le sort du malade

dépend de lui à cet égard , il est vrai aussi que souvent cela n'est pas même en son pouvoir. Quoi qu'il en soit , l'amputation ne seroit pas utile dans ce cas , on ne pourroit pas même la considérer comme un moyen proposable , car ces mêmes accidens la contr'indiquent, lorsqu'elle est nécessaire d'ailleurs. L'art peut prévenir ou corriger les inflammations , les engorgemens , les irritations , les douleurs vives et les autres accidens que ceux-ci peuvent entraîner , tels que des fièvres , des convulsions , des reflux de matières purulentes , des diarrhées, des gangrènes. Un instrument conduit par une main habile , détruira tous ces désordres et préparera à tomber en suppuration toutes les parties contuses déchirées et incapables de se rétablir. Les remèdes internes bien administrés concourront aussi au succès des moyens extérieurs , et remédieront à quelques accidens passagers , tels qu'un commencement de gangrène , à qui quelque retardement à pancer, ou quelqu'autres causes peuvent quelquefois permettre de paroître ; enfin , ils corrigeront le vice des humeurs ou la cacochimie. En un mot , rien ne sera, dans ce cas , au-dessus des ressources de l'art , dès qu'on n'aura point à combattre une contusion du premier genre , et l'amputation ne deviendra point nécessaire , comme

le confirment les observations 7, 8, et en général toutes celles rapportées par M. Boucher.
Il est vrai que le traitement de ces sortes de
plaies présentent souvent beaucoup d'inconvéniens. La difficulté de découvrir dans bien des
cas des brides qui occasionnent des étranglemens et les causes des irritations qui attirent
tant de désordres, rendent l'entreprise désagréa-
ble. Mais ce désagrément n'indique point l'amputation, il faut rechercher la cause du désordre
jusqu'à ce qu'on l'ait découverte et détruite ,
parce que cela est possible, et ne jamais recourir au moyen extrême que dans le cas d'une
impossibilité physique de guérir sans ce triste
secours. La disposition qu'ont les humeurs qui
se séparent et qui abreuvent une articulation , à
acquérir un caractère de putridité rance , rend
encore quelquefois la guérison difficile et longue,
mais on peut remédier à cet inconvénient par
des injections convenables. Enfin l'art ne sera
jamais en défaut, en pareil cas , du côté des
moyens curatifs, et l'amputation seroit un remède
cruel et bien déplacé pour prévenir ou corriger
ces contrariétés.

Quelques redoutables que soient ces sortes de
blessures à tous égards, et même par leurs suites,
nous voyons cependant par les observations 5,

7 et 9 de M. Boucher, et par quelques autres
que nous allons rapporter , que les grands désordres dans les articulations n'ont pas même
toujours été suivis de l'anchilose de la partie.
Le blessé qui fait le sujet de la 6ᵐᵉ. observation
de M. Boucher, à qui l'on coupa les deux tendons fléchisseurs de la jambe , recouvra même ,
suivant l'observateur , après sa guérison , à
l'aide des eaux de Bourbonne ; beaucoup de
souplesse dans l'articulation blessée , qui d'a-
bord étoit très-roide. Nous avons, sur la possibilité de mouvoir une partie après la section
d'un tendon qui en produit ordinairement les
mouvemens , un fait bien plus remarquable.
M. de Lafaye fait mention de ce fait.

Une personne à qui l'on coupa le tendon du
muscle biceps, non - seulement n'en éprouva
point d'accident , mais encore conserva le mouvement de son bras (a).

(a) Note sur Dionis, page 681.

CHAPITRE IX.

Des blessures faites par les coups de fusil aux articulations inférieures des membres.

LES articulations des membres n'ont pas partout la même structure , et les blessures qu'elles reçoivent doivent être relatives à la nature et à la complication des parties qui les composent. Les articulations inférieures des deux extrémités sont beaucoup plus composées que les autres ; ce sont, en quelque sorte , une multitude d'articulations réunies , comme on le voit par celles du pied et de la main. L'astragal, le calcancum, tous les os du tarse et du métatarse, ceux du carpe et du métacarpe , forment autant de petites articulations , qui toutes présentent des cavités, des têtes d'os , des cartilages et des ligamens qui réunissent tous ces petits os. La blessure des articulations inférieures peut donc être très-compliquée, parce que plusieurs des petits os qui les composent peuvent être brisés à-la-fois ; ainsi les accidens seront d'autant plus grands que le blessé aura été frappé de plus près, parce que la balle, en frappant avec plus de

violence, aura causé un plus grand délabre=
ment dans les os. Si une balle, en frappant un
pied ou une main, brise les os qui composent
ces articulations, qu'elle déchire et irrite les
tendons, les membranes, les aponévroses, les
ligamens, qui aident à les former, tous ces accidens, quelques redoutables qu'ils soient, ne
sont pas suffisans pour rendre l'amputation indispensable, parce que par le moyen des incisions faites à propos, et avec l'attention de
bien débrider toutes les aponévroses, et le soin
de retirer tous les corps étrangers, s'il y en a,
ainsi que toutes les pièces d'os qui ne tiennent
plus, et d'aider dans les pancemens, par les
moyens propres à cet effet, l'exfoliation des
portions qui doivent tomber, on peut. sauver
le membre, et il peut ne résulter d'une pareille
blessure que le seul désavantage d'avoir le pied
ou la main anchilosé, désavantage qui ne doit pas
faire préférer l'amputation, d'abord par le danger
auquel expose cette opération, qui l'emporte,
toutes choses égales d'ailleurs, sur celui auquel
expose un traitement convenable ; en second
lieu, par le désagrément d'être privé d'un membre, désagrément qui l'emporte, sans contredit,
sur celui de le conserver avec une anchilose.

Ce n'est cependant pas qu'une pareille blessure

soit

soit toujours à l'abri de la gangrène, malgré les soins les plus exacts et les pancemens les plus méthodiques; mais cette gangrène n'est que le résultat d'une commotion et d'une contusion qui ne peuvent qu'intercepter momentanément l'action des vaisseaux, parce que cette action n'est qu'affoiblie et non éteinte, et cette gangrène cédera aux pancemens conformes aux règles de l'art, aussi nécessairement qu'elle n'y céderoit pas, si la blessure étoit faite par un boulet, parce qu'elle seroit alors communément le résultat d'une contusion du premier genre.

M. Desport ne croyoit l'amputation inutile que lorsqu'il n'y avoit que quelques-uns de ces os de fracturés. Quand la balle ne fracture que quelques os du métatarse, dit-il, il n'est pas indispensablement nécessaire d'en venir à l'amputation, à moins que quelque accident ne la rende nécessaire (a).

M. Ledran, au contraire, en traitant des plaies du métatarse, n'a jamais songé à l'amputation à l'occasion de la blessure de ces os; cet habile praticien, loin d'amputer la partie, conseilloit de grandes incisions pour prévenir les accidens (b).

____

(a) Traité des Plaies d'armes à feu, page 235.
(b) Ledran, Traité des Plaies d'armes à feu, page 233.

Dans des cas aussi graves, c'est le livre de l'expérience qu'il faut consulter ; ce sont les observations qui doivent éclairer et montrer la conduite qu'il faut tenir dans ces sortes de cas.

OBSERVATIONS.

Le nommé Blanchard, garde - chasse de M. Déponti de Saint-Avoye-sur-Créen, en Brie, s'étant, en chassant, appuyé sur son fusil, dont il bouchoit le canon avec la paulme de la main, fut blessé par le coup qui partit et qui lui traversa la main. Les os du métacarpe, les articulations des premières phalanges, les tendons, les vaisseaux, en un mot, toutes les parties de la paulme de la main furent brisées et déchirées. Le chirurgien traita cette plaie avec de l'eau-de-vie camphrée, sans faire aucune incision. Mais effrayé du gonflement, des douleurs et des autres accidens qui survinrent peu de jours après, il me consulta, et me fit de cette blessure le détail que je viens d'en rendre, en me présentant une bouteille d'eau-de-vie camphrée, qu'il avoit préparée pour le pancement. Je lui dis que cette méthode me paroissoit contraire, et lui expliquai quel étoit l'espèce de traitement que je jugeois convenable pour cette plaie, il le conçut aisément ; mais ce malade fut envoyé à Paris et mis entre les mains de M. Moreau. Je ne sus quel avoit été le traitement, ni s'il survint des accidens, mais j'appris ensuite que le malade étoit guéri et qu'il se servoit aisément de sa main.

Un homme des environs de Sezanne, en Champagne, fut blessé à la chasse de la même manière que le garde dont nous venons de parler. Le chirurgien du lieu n'ayant point fait à cette plaie les incisions convenables pour détruire toutes les brides qui pouvoient attirer des accidens, un gonflement considérable et des mouvemens convulsifs survinrent peu de jours après, et engagèrent le chirurgien ordinaire à appeler un consultant d'une ville voisine. Celui-ci fit de nouvelles incisions, mais sans doute encore insuffisantes ; car les mouvemens convulsifs continuèrent, la suppuration ne devint point favorable, les douleurs étoient considérables et s'étendoient jusqu'au-dessus de l'articulation de l'avant-bras, et le gonflement augmenta aussi beaucoup. Dans cet état, le chirurgien ordinaire m'écrivit pour savoir si, étant menacé de gangrène, et eu égard à tous les accidens dont je viens de parler, il ne convenoit pas d'amputer ce bras au-dessus de l'articulation de l'avant-bras. Je répondis que je ne croyois pas l'amputation nécessaire, et que le blessé devoit guérir sans cette opération ; qu'apparemment on avoit ménagé les incisions, et laissé subsister quelques brides ou corps étrangers qui entretenoient les accidens. Je n'entendis plus parler de ce blessé ; mais j'appris ensuite, par le chirurgien ordinaire, qu'on avoit fait de nouvelles incisions qui avoient calmé les accidens, et que le blessé étoit guéri.

Quoique dans ces deux observations, le fusil ne fût chargé qu'avec du plomb en grain, la blessure n'en étoit pas moins grave que si elle eût été faite par une balle, parce qu'en pareil cas toute la charge du plomb frappe à-la-fois, et qu'elle fait au moins le même effet d'une balle quant au délabrement. Il est vrai que pour la contusion, je crois qu'elle peut n'être pas tout-à-fait si violente que celle que feroit une balle dans les mêmes circonstances, quoique celle-ci est toujours, dans tous les cas, beaucoup au-dessous de celle qui peut conduire à la nécessité de l'amputation, comme le prouvent les faits suivans :

Un soldat du régiment de la Sarre, reçut un coup de fusil dans la jambe droite, la balle fit son entrée et s'enclava dans la malléole du péronné. Le malade guérit parfaitement, sans amputation. Desport, qui rapporte ce fait, ne songea jamais à l'amputation. Nous allons citer un autre exemple d'une plaie encore plus grave , arrivée à une main.

Un soldat du régiment de Nivernois, c'est toujours M. Desport qui parle, ayant la partie interne centrale de la main gauche appuyée sur le bout de son fusil, s'avisa de porter le pied sur le chien, ce qui fit partir son arme. La balle et la bourre lui passèrent au travers de la main. M. Desport fit à cette plaie des incisions longitudinales, tant à l'entrée qu'à la sortie et retira quelques esquilles d'os. Le blessé fut parfaitement guéri en moins d'un mois (a).

La blessure qui fait le sujet de cette dernière observation , est de la même nature que les deux autres que nous venons de rapporter , lesquelles ont aussi guéri sans amputation , quoiqu'elles en eussent suggéré l'idée.

Voilà des exemples de guérisons parfaites de plaies d'armes à feu aux articulations inférieures, et l'on en trouve beaucoup de semblables dans un excellent mémoire donné par M. Boucher , médecin à Lille , inséré dans les Mémoires de l'Académie de Chirurgie (b).

(a) Desport, Traité des Plaies d'armes à feu, p. 233 et 236.
(b) Tome V , page 279.

Ces faits ne sont pas uniques, et l'on ne sauroit trop en rapporter, pour donner de la fermeté à l'opinion contraire à l'amputation des membres, après les coups de fusil.

Un cavalier du régiment de Saint-Jal, compagnie de Fénelon, fut blessé au camp de Soest d'un coup de fusil presque à bout touchant. La balle frappa la malléole externe, brisa la partie inférieure du péronné et du tibia, déchira la partie inférieure du tendon d'achile, ainsi que les ligamens et les membranes de l'articulation. Je vis ce blessé dans l'instant du coup. Je fis à la plaie les dilatations qui me parurent nécessaires, tant pour mettre à découvert les os fracturés et le tendon blessé, que pour faire l'extraction des portions d'os séparées, et prévenir l'engorgement qui étoit à craindre. Je tirai plusieurs esquilles tant du tibia que du péronné. Je couvris le tendon blessé et les os découverts avec de petites languettes de linge, trempées dans l'eau-de-vie et fortement exprimées, et toutes les parties charnues de la plaie avec des plumaceaux, couverts de digestif ordinaire. Tel est le pancement qui me paroît convenable en pareil cas. Je fis sur toute la jambe des fomentations légèrement résolutives. Le blessé fut saigné trois fois en vingt-quatre heures, et évacué avec l'é-

métique. Quelques jours après il survint une inflammation assez considérable et un peu de fièvre.
Pour remédier au premier accident, je fis quelques petites dilatations qui me permirent de retirer encore quelques nouvelles portions du tibia.
Le malade fut saigné pour la quatrième fois.
Quant au second accident, c'est-à-dire à la fièvre, le malade ne se plaignant d'aucune douleur vive, je ne la crus pas d'un mauvais augure, et je la regardai au contraire comme le prélude d'une suppuration avantageuse, qui en effet parut peu de jours après. Je continuai le même pancement, et n'éprouvai aucun nouvel accident, non plus que de la part du tendon blessé, auquel je n'apportai aucune attention de plus qu'au premier pancement. Le blessé guérit dans l'espace d'environ trois mois, et se servoit aisément de son pied. Dix-huit mois après cette plaie se rouvrit, et donna issue, du côté de la malléole externe, à deux ou trois esquilles de la longueur d'un demi pouce et fort grêles, qui me parurent se détacher de la partie inférieure du péronné. La plaie se referma en peu de tems. Environ six mois après elle se rouvrit de nouveau, dans le même endroit, pour laisser sortir une nouvelle esquille fort petite, que le blessé tira lui-même, après quoi elle se referma pour toujours.

Un nommé Meusnier, de la ville d'Avesne, fut blessé par une balle à la main droite, la balle fracassa les os du métacarpe, déchirà les parties tendineuses et aponévrotiques ; l'amputation fut jugée indispensable, elle fut rejettée et le blessé guérit (a).

Saint-Denis, fifre de la marine, reçut, dans un combat naval, une balle à la partie inférieure de la jambe gauche, qui lui fracassa le pied ; ce blessé guérit sans amputation.

Un garde du roi reçut, à Dettingue, une balle dans le pied droit, qui fractura la malléole externe ; ce blessé guérit sans amputation (b).

Etienne Lainé, officier marinier, reçut une balle au-dessous de la malléole externe, qui fracassa l'articulation ; ce blessé guérit sans amputation (c).

Sans-Soucy, soldat du régiment de Touraine, reçut à Dettingue un coup de balle qui perçoit le métatarse du pied gauche, et fracassoit l'os qui soutient le doigt du milieu ; ce blessé guérit sans amputation (d).

(a) Mémoires de l'Académie de Chirurgie, tome 2 *in-4°*.

(b) Ravaton, Traité des plaies d'armes à feu, observations 98 et 99.

(c) *Ibid.* Observation 105.

(d) *Ibid.* Observation 106.

La

La Tulipe, caporal au régiment de Boulon-nois, reçut au siége de Philisbourg, un coup de feu qui fracassa le calcaneum, de façon que le tendon d'achile, séparé de son attache inférieure, en se contractant, avoit fait remonter la portion d'os de plus d'un pouce; ce blessé guérit sans amputation (*a*).

Valenciennes, soldat du régiment de Boisgelin, reçut, à Fribourg, une balle qui avoit fait son entrée sur le col du pied droit, et sa sortie au talon avec fracture des os du tarse; ce blessé guérit sans amputation.

Jacob-Lang, soldat au régiment de Nassau, infanterie, reçut, à Cassel, une balle à la malléole externe du pied gauche, avec fracas de plusieurs os du tarse; ce blessé guérit sans amputation (*b*).

M. Bilguer a aussi joint à sa dissertation des observations remarquables et dignes d'être rapportées.

M. de Frankemberg, capitaine dans le régiment d'infanterie de Hulsen, reçut une balle à la bataille de Loboschutz; tous les os du tarse furent rompus et brisés, de façon qu'il fallut

---

(*a*) Ravaton, Traité des plaies d'armes à feu, observation 97.
(*b*) *Ibid*. Observations 107 et 108.

presque désosser ce pied ; ce malade guérit sans amputation (a).

Un prince fut blessé à la bataille de Kennesdorf (Kennersdorf), par une balle qui traversa l'articulation du pied, et lui brisa les os du métatarse ; ce blessé guérit sans amputation (b).

Quoique tous ces faits seroient plus que suffisans pour démontrer l'inutilité de l'amputation des membres à la suite des blessures faites par des balles aux articulations inférieures, il en est encore de plus concluans, et par lesquels on voit que quantité de blessés ont été guéris après s'être opiniâtrement refusés à l'amputation de leurs membres, quoique jugée indispensable par nombre de consultations puissamment respectables.

On trouve dans les Mémoires de l'Académie de Chirurgie les faits suivans :

Un prisonnier hollandois reçut une balle dans l'articulation de la jambe avec le pied, qui brisa l'articulation : l'amputation fut jugée nécessaire ; elle fut rejetée, et le blessé guérit (c).

M. de Talvanne, capitaine de cavalerie, reçut, à la bataille d'Almanz, une balle qui lui brisa l'articulation du pied gauche, et fracassa tous

____

(a) Bilguer , dissert. observ. 4.
(b) *Ibid.* Observation 10.
(c) Académie de Chirurgie , tome 2 *in*-4°.

les os : on conclut pour l'amputation ; le blessé la rejeta, et il guérit (*a*).

On sent bien que, dans la plupart des cas que nous venons de rapporter, les accidens qui ont accompagné de pareilles blessures ont dû être très-graves ; mais les moyens généraux bien administrés, les pancemens méthodiques, le courage et la fermeté d'un côté, et le talent de l'autre, les ont surmontés. Il ne nous est pas possible de rappeler ici les différentes méthodes de pancer qui ont sauvé ces blessés : c'est dans les ouvrages mêmes qu'il faut les recueillir ; mais on doit présumer qu'elles ont été relatives à la nature de chaque blessure, et que les indications fournies par les différens accidens n'ont pu suggérer que les moyens répandus dans cet ouvrage.

Voyons maintenant si les blessures faites par des balles aux articulations moyennes exposent davantage à l'amputation des membres.

(*a*) Prix de l'Académie de Chirurgie, tome 1, page 226.

CHAPITRE X.

Des blessures faites par les balles aux articulations moyennes.

LES articulations moyennes ne comportent pas la même structure que les inférieures, elles sont moins compliquées ; mais aussi elles sont un peu plus charnues et par conséquent plus exposées que les inférieures aux suites de la contusion. L'ouverture de quelques-unes des branches artérielles qui s'y distribuent, ne sauroient indiquer l'amputation, parce que les artères axillaire et crurale fournissent différentes branches considérables qui ne sauroient être ouvertes toutes à la fois par une balle, et si quelque branche étoit ouverte et que la ligature ne réussît pas, les branches collatérales y suppléroient.

Une balle peut causer un grand délabrement dans ces articulations, briser les os, déchirer les tendons, les ligamens, les capsules ; accidens tous fort graves, mais qui n'indiquent point l'amputation. Une balle, quelque violente contusion qu'elle cause, ne sauroit détruire les ressources des parties qu'elle frappe, et la contusion qu'elle peut causer ne s'étendant que dans son trajet et dans les parties qu'elle divise , ne présente qu'une indication principale , celle des incisions. Lorsque ces incisions sont bien dirigées, et que l'escarre est divisée , tous les accidens que pourroit entraîner l'espèce de contusion que la balle a faite , cessent , et l'amputation ne sauroit être indiquée.

Il est vrai que la gangrène peut survenir dans un membre frappé par une balle, à l'occasion, comme nous l'avons déjà dit et comme on ne sauroit trop le répéter, de quelque vice dans le pancement , ou de quelque retard à pancer le blessé , et que cette gangrène peut même quelquefois être suivie du sphacèle dans les chairs les premières gangrenées , si l'on ne s'oppose à tems aux progrès de cette gangrène , parce que ces chairs sont d'autant plus éloignées du cours des liqueurs qui entretenoient la vie en elles, que la gangrène fait de progrès ; mais une pareille mortification n'indique point l'amputation, parce que les chairs qui ne sont que gangrenées sont encore susceptibles d'être rappelées à la vie et de réparer tous les désordres en enlevant avec soin les chairs qui sont les premières sphacelées.

Toutes ces conséquences seroient fausses, si la gangrène étoit la suite d'une contusion du premier genre , ou celle d'un tel retardement, ou d'une telle impéritie , que toutes les ressources de la nature et de l'art fussent trop tardives. Mais on ne sauroit trop le répéter pour inspirer l'encouragement nécessaire , ce ne seroit plus la blessure qui obligeroit à l'amputation , mais quelques-unes des autres causes qui sont étrangères à cette blessure. C'est dans le principe qu'il faut attaquer le mal , il n'est peut-être qu'un instant pour pouvoir le faire avec succès , sur-tout lorsqu'il s'agit de prévenir la gangrène ou le sphacèle dans une partie frappée avec violence ; un reste d'action organique presque enseveli en lui-même , peut encore, s'il est secouru à propos , se développer et prendre le dessus. Il est vrai que l'instant favorable perdu ou saisi sans lumière et sans méthode , l'affection des organes dont la vie pourroit n'être pas encore tout-à-fait éteinte , peut cependant être parvenue à un point supérieur à des ressources mal dirigées et qui rendroient insuffisans les efforts de la nature ; mais ces cas sortent de la règle et ils ne sauroient porter atteinte aux principes véritables qui doivent servir de guide et dont l'expérience fait la base , comme le prouvent les observations suivantes.

Observations.

Un cavalier du régiment de Saint-Jal, reçut à Ludzerberck, un coup de fusil de très-près. La balle entra par la partie antérieure du genou droit et sortit par la partie postérieure ; elle brisa la rotule et toute l'articulation, elle déchira et emporta presqu'entièrement l'un des tendons fléchisseurs de la jambe ; les ligamens, la capsule, les condyles du fémur, tout fut brisé. Ce blessé fut apporté à mon poste. La grandeur de sa blessure sembloit indiquer l'amputation du membre, mais elle étoit faite par un coup de fusil, et par cela même elle me parut inutile. Je fis des incisions fort étendues, je retirai plusieurs portions d'os brisées et détachées, j'en détachai quelques-unes qui me parurent inutiles et même dangereuses, en cherchant à les conserver, par les piccotemens et les irritations qu'elles auroient pu occasionner. Je gardai ce blessé avec moi pendant quelques jours. Il fut ensuite conduit à l'hôpital, où je le visitai souvent. Une partie de la rotule sortit. Je m'opposai constamment à l'amputation, qui fut proposée, et ce malade guérit ; mais la jambe resta presque complettement anchilosée : quoi qu'il en soit, il la conserva.

Je fus appelé, il y a long-tems, à sept lieues

de la ville de Meaux, pour un laboureur qui avoit reçu un coup de fusil. La balle étoit entrée par la partie latérale externe du genou droit, et sortie par le côté opposé, après avoir brisé toute l'articulation. Quelque tems après, le chirurgien m'envoya prier de voir ce blessé, dans la croyance qu'il falloit faire promptement l'amputation de cette cuisse, parce que la gangrène y faisoit des progrès rapides. M'étant informé de la cause de l'accident, et ayant appris qu'il venoit d'un coup de fusil, je crus dès-lors que cette opération seroit inutile ou trop tardive. Inutile, si toutes les ressources de la nature n'étoient pas encore épuisées ; trop tardive, si la gangrène avoit fait des progrès au point de ne pouvoir plus céder aux moyens curatifs, et si la cuisse étoit prise jusqu'à sa partie supérieure, ce qui contr'indiqueroit l'opération.

Arrivé chez le blessé, j'examinai cette cuisse, qui étoit dans le plus grand délabrement. Il y avoit un gonflement et un engorgement violent jusqu'à l'aisne, accident qui sûrement auroit suffi pour faire rejeter l'amputation, au moins pour le moment, quand elle auroit été indiquée d'ailleurs. La gangrène avoit gagné presque la moitié de la partie, et un dépôt considérable en occupoit toute la face latérale externe. Les deux

condyles

condyles du fémur avoient été fracturés par le coup en plusieurs pièces, et le chirurgien en avoit retiré différentes portions, après avoir fait les dilatations convenables. Je crus néanmoins que le gonflement venoit de quelque bride cachée dans la plaie, et que c'étoit là la cause qui avoit donné lieu à ce grand dépôt. En conséquence, je conseillai de nouvelles dilatations, qui furent faites dans toute l'étendue de la cuisse. On les porta sur-tout plus profondément du côté de la partie externe : on vuida, par ce moyen, un dépôt assez considérable d'une suppuration fétide et rousseâtre. Les incisions furent multipliées dans le genou, sans ménager ni les ligamens, ni les membranes, parce que ces différentes parties étoient confondues dans un désordre violent, et qu'il étoit difficile de les reconnoître : on ménagea seulement les tendons fléchisseurs de la jambe et les vaisseaux. On retira de la plaie une portion d'os de la grandeur d'un écu et de l'épaisseur du petit doigt, que je présumai venir de l'un des condyles du fémur, parce qu'elle étoit comme spongieuse. Je coupai en outre plusieurs pointes de cet os qui me parurent piquer et irriter les chairs. Toutes ces plaies furent pancées très-mollement avec le digestif animé, le tout couvert par des compresses

trempées dans l'eau-de-vie, et soutenu par le
moyen d'un bandage convenable. Je prescrivis
au malade deux doses par jour de quinquina en
poudre, d'un gros chacune, dans un demi-verre
de vin, et en outre une tisanne faite avec la petite centaurée, l'écorce de quinquina et la chi-
corée sauvage. Ce pancement fut continué. Je
revis le malade au bout de trois jours : je trouvai
la fièvre beaucoup diminuée, et la suppuration
qui se disposoit ; la gangrène n'avoit fait aucun
progrès, et la partie supérieure de la cuisse n'é-
toit presque plus enflée. Rien ne fut changé au
traitement. Quinze jours après, le malade com-
mença à se plaindre d'une douleur vive à la partie latérale externe et inférieure de la cuisse,
qui étoit occasionnée par un nouveau dépôt qui
se formoit à côté et en dessous des tendons fléchisseurs de la jambe. Nous ouvrîmes ce dépôt
et nous en retirâmes une esquille de la longueur
d'un pouce, qui me parut, par sa solidité, venir de la partie inférieure du fémur au-dessus
des condyles. Au bout de deux mois, tous les accidens furent dissipés, et les chairs gangrenées
entraînées par la suppuration. Le reste du traitement ne présenta rien d'intéressant : le blessé
fut guéri au bout de six mois, et il s'est toujours servi de sa jambe très-aisément, n'étant

resté presque aucun embarras dans l'articulation.

Dans les deux dernières observations que nous venons de rapporter, la contusion devoit être la plus considérable qu'une balle puisse causer, parce que les blessures avoient été faites de très-près. Cependant cette contusion a été incapable d'attirer une gangrène au-dessus des ressources de l'art. Ainsi où trouvera-t-on donc une cause qui indique nécessairement l'amputation après un coup de fusil, si cette cause ne s'est rencontrée dans aucune des blessures que nous venons de rapporter, non plus que dans celles citées dans le mémoire de M. Boucher, dont nous avons déjà parlé? Peut-il y avoir quelque différence dans la même manière d'être blessé? D'ailleurs que pourroit-il arriver de plus que de voir toutes les parties qui forment une articulation, brisées, déchirées, contuses, écrasées telles qu'elles l'étoient dans la plupart des observations que nous avons rapportées? Seroit-ce une espèce de combinaison dans la lésion rapprochée de chacune des parties qui aident à former l'articulation? Nous avons déjà dit, et cela paroît sensible, que cet ensemble ne complique presque point l'accident, parce qu'il n'indique point de moyens curatifs différens; on remplit toutes les indications par le même procédé. Les dilatations bien entendues sont le seul remède , capable de préparer la guérison , et il n'y a dans tous les cas que les vaisseaux à ménager essentiellement. Ainsi toutes les fois qu'une telle partie sera blessée de telle façon , dans telle circonstance , et qu'il en résultera tels accidens , ces mêmes accidens auront constamment lieu et toujours , dans tous les cas où cette même partie sera blessée de la même façon et dans les mêmes circonstances , parce que ces sortes d'accidens , seront alors propres à cette espèce de blessure ; et si l'on tire la nécessité de l'amputation , de la nature de cette blessure , cette même nécessité , suivant cette opinion , existera toujours et dans tous les cas où cette même blessure aura lieu. Ce sera nécessairement un précepte de l'art qu'il seroit criminel d'enfreindre. Or , pourquoi cette combinaison n'auroit-elle jamais opéré tous les effets dont on la pourroit supposer capable , dans aucuns des exemples que nous avons cités ? N'étoit-ce pas des os fracturés et brisés , des chairs contuses et écrasées , des membranes , des tendons , des aponévroses , des ligamens , des nerfs déchirés , irrités , tiraillés ; comme dans tant de circonstances où des os fracturés et brisés , des chairs contuses et écrasées , des membranes , des tendons , des ligamens , des aponévroses , des nerfs déchirés, irrités, tiraillés, ont fait recourir à l'amputation. D'ailleurs, nous allons voir par quantité d'autres observations, que l'on comptoit tellement dans ces cas sur cette espèce de combinaison d'accidens, qu'on en concluoit pour la nécessité de l'amputation, puisque les blessés ne sont redevables de la conservation de leurs membres qu'à la fermeté et au courage qu'a inspiré à leurs chirurgiens leur opiniâtreté à ne pas se soumettre à une opération proposée, d'après même des circonstances et des avis respectables? C'est donc cette fermeté, dont il est nécessaire de s'armer dans tous ces cas, qui a opéré tant de cures admirables rapportées par tant d'observateurs. Ces prodiges ne sont pas nouveaux, nous en avons de plus anciens qui ne sont ni moins respectables, ni moins concluans en faveur de notre opinion.

« Ambroise Paré rapporte que M. le comte
» de Mansfelt, gouverneur du duché de Luxem-
» bourg, fut blessé à la bataille de Moncontours
» d'un coup de pistolet, à la jointure du coude
» au bras droit, qui lui fractura les os dont il y
» en avoit qui étoient comminués, dit-il, comme
» si on les eût rompus sur un enclume, parce
» que le coup avoit été donné de très-près. Paré

» pança ce blessé par ordre du roi, et le guérit
» après lui avoir retiré plus de soixante pièces
» d'os. »

M. de Bassompierre fut blessé à la même bataille d'un pareil coup, Paré le pança avec le
même succès, et conserva aussi le membre (a).

On trouve de ces faits dans les Mémoires de
l'académie de chirurgie.

Un domestique reçut un coup de feu qui lui
brisa l'avant-bras, le condyle interne et l'olécrane furent fracassés; le malade guérit parfaitement sans amputation.

Un gendarme fut blessé par une balle qui lui
fractura l'articulation du coude; le malade guérit
sans amputation.

Un tambour du régiment de Picardie fut blessé
au genou par une balle, qui lui brisa le condyle interne du fémur; ce blessé guérit sans
amputation.

Un homme reçut un coup de fusil à la partie
inférieure de la cuisse, la balle brisa le fémur et
les condyles. L'amputation fut proposée comme
le seul moyen à employer; le malade refusa de
s'y soumettre, et il guérit sans ce moyen.

____

(a) Liv. II, chap. 14.

Un capitaine irlandois du régiment de Bulkrey, reçut une balle dans l'articulation du coude, l'olécrane fut brisé, et la partie inférieure de l'humerus endommagée ; l'amputation fut proposée et rejetée ; le malade guérit (a).

Ravaton rapporte des faits qui viennent à l'appui de ceux-ci (b).

Un capitaine du régiment de Bigorre, reçut, au siége de Fontarabie, une balle qui lui fractura la grande apophise du cubitus du bras gauche ; ce blessé guérit sans amputation.

Un lieutenant du régiment de Chartres, reçut, à la bataille de Dettingen, une balle qui avoit son entrée au milieu du condyle interne du fémur de la cuisse droite et point de sortie ; ce blessé guérit sans amputation.

L'Éveillé, soldat au régiment de Bourbonnois, reçut une balle dans le genou droit qui brisa l'articulation ; ce blessé guérit sans amputation.

Desport rapporte aussi des observations qui servent à confirmer que le séjour de la balle et son enclavement dans les os, non plus que leur fracture, ne sont pas une raison pour déterminer à l'amputation.

Un lieutenant du régiment de Clare fut blessé

____

(a) Mémoires de l'Académie de Chirurgie, tome 2 in-4°.
(b) Traité des Plaies d'armes à feu.

au pli du coude par une balle, qui lui fractura l'articulation, et resta six semaines perdue dans la plaie, au bout duquel tems elle fut retirée par une contr'ouverture, et le malade guérit (a).

Un canonnier reçut, à Milan, un coup de fusil; la balle entra par la partie latérale externe inférieure de la cuisse, et s'enclava dans le fémur; ce blessé guérit sans amputation.

Un soldat reçut un coup de feu à la bataille de Parme. La balle étoit entrée à la partie externe du genou droit, et avoit fracturé le condyle du fémur du même côté; elle s'étoit ensuite nichée dans la cavité du tibia qui reçoit le condyle du fémur. Moyennant les incisions convenables, et un pancement conforme à l'état du blessé, il guérit. Desport ajoute (b) « que, si la » balle fait son entrée par la partie postérieure » de la cuisse, qu'elle passe dans la grande » échancrure de l'os sans faire d'autre fracture » que le trou qu'elle a pu faire, et qu'elle s'ar- » rête à la partie antérieure entre l'os et la ro- » tule, il ne faut point se presser de faire l'am- » putation, mais bien de donner au malade un » secours convenable. » Si cette opération n'est pas nécessaire en pareil cas, elle paroît l'être

---

(a) Mémoires de l'Académie de Chirurgie.
(b) Traité des plaies d'armes à feu, page 226.

encore

encore moins si la balle est sortie de la partie en
y causant même plus de délabrement, parce que
l'on a de moins à combattre la présence d'un pareil corps étranger et tous les accidens qui peuvent en dépendre. En outre, si la balle a plus dé-
labré les parties, l'amputation, bien loin d'être
plus indiquée par ce délabrement, suivant ce que
nous avons dit plus haut, l'est encore beaucoup
moins, selon M. Ledran, puisque, d'après ce
célèbre chirurgien (a), « les plaies des articula-
» tions qui sont fort étendues, lors même que
» l'articulation est en partie détruite, y en ayant
» une petite portion d'emportée, ces plaies,
» dis-je, sont, pour l'ordinaire, bien moins
» susceptibles d'accidens que celles qui ne font
» que les percer, même que la contusion un peu
» violente qui peut y être faite. » Si les accidens que peut causer une balle en perçant l'articulation du genou sont, suivant M. Ledran,
plus redoutables que ceux qui détruisent en
partie cette articulation, et que cependant ces
derniers accidens ne soient pas suffisans, selon
M. Desport, pour engager à l'amputation, il
suit très-clairement du sentiment rapproché de
ces deux praticiens, que cette opération n'est

____

(a) Traité des Plaies d'armes à feu , page 206.

point nécessaire ni dans l'un , ni dans l'autre cas, et qu'elle n'a paru à M. Ledran être indiquée que par une violente contusion.

M. Bilguer rapporte les faits suivans :

Un soldat du régiment de Brandebourg eut le coude brisé par cinq morceaux de fer , dont quelques-uns étoient restés enchassés dans la partie , et dont les deux os de l'avant - bras étoient brisés. Ce blessé guérit sans amputation , après qu'on lui eut enlevé une pièce du cubitus, longue de quatre doigts.

M. de Britzke , commandant du régiment d'infanterie de Knoblock , fut blessé près de Dresde , par une balle qui traversa l'articulation du coude et brisa les trois os qui s'y rencontrent ; ce blessé guérit sans amputation.

Quel seroit donc, d'après de pareils exemples, l'accident qui pourroit déterminer à l'amputation? Seroit-ce l'ouverture des vaisseaux ? L'anatomie nous apprend que presque aussi-tôt sa sortie d'entre les branches des muscles scanéles , l'artère axillaire fournit aux muscles de la partie supérieure du bras plusieurs rameaux qui distribuent la nourriture à ces parties ; qu'ensuite le tronc brachial descend jusques vers la partie inférieure du bras, et que là , il se partage en deux branches, nommées cubitale et radiale ; que de ces deux branches partent des rameaux, lesquels remontent, l'un du côté de la partie interne de l'humerus, l'autre du côté de la partie externe, et viennent communiquer avec des branches collatérales fournies par le tronc brachial ; qu'en outre le tronc brachial donne naissance, tout-à-fait dès sa partie supérieure, à une branche considérable qui descend obliquement et postérieurement le long du bras ; qu'ainsi, à moins de supposer tous ces vaisseaux ouverts à-la-fois, il y a lieu de croire que dans le cas où le tronc principal seroit ouvert par la balle, les branches collatérales deviendroient essentielles et suffisantes, tant par les efforts de l'impulsion du sang que par l'usage de quelques moyens un peu relâchans et légèrement spiritueux, propres à disposer leurs membranes, à prêter à ces impulsions et à ranimer l'action de ces vaisseaux, et qu'elles sauveroient la partie. La multitude d'exemples d'opérations d'anévrismes faites avec succès, nous permettent de penser ainsi. Il en est de même de l'artère crurale : chacun sait que de sa partie tout-à-fait supérieure sortent trois rameaux qui se portent aux parties voisines, qu'ensuite, un peu au-dessous de ceux-ci, cette artère fournit les artères musculaires, qui sont trois branches considérables qui se distribuent à tous les mus-

cles de la cuisse. Ainsi , d'après ce que nous
venons de dire , nous croyons que l'amputation
d'un membre ne deviendra point indispensable
à la suite de ces sortes de blessures , même après
l'ouverture supposée de l'artère brachiale. Il est
vrai que la gangrène pourra , et cela arrivera
même assez souvent , s'emparer de la partie ,
parce que ces artères collatérales ne peuvent
acquérir que par degrés et peut-être fort lentement , les qualités qui leur sont nécessaires ;
mais cette gangrène , en pareil cas , n'indique
point une amputation précipitée , parce qu'elle
a un champ vaste à parcourir, avant que toutes
les ressources soient épuisées , en ce que l'opération ne pourroit convenir qu'au-dessus ou à
l'endroit de la ligature du vaisseau , et qu'il est
très-possible qu'en enlevant à mesure les chairs
qui se gangrènent , et en ôtant par là une sur-
charge aux vaisseaux favorables, ces vaisseaux
prennent enfin le dessus , et tirent quelquefois du
fond de la partie même , la preuve des efforts que
la nature fait. C'est ainsi qu'a pensé M. Bilguer
sur tous ces points , et il nous seroit difficile ,
sans le répéter , de donner à cet égard des préceptes aussi intéressans que ceux qu'il a répandus
dans la section 35 de sa dissertation ; et il nous
paroît même étonnant qu'un homme qui a été

capable d'aussi bien dire, se soit quelquefois aussi grossièrement trompé. Mais c'est avec raison qu'il a dit que l'amputation d'un membre ne devenoit pas nécessaire en général , même après l'ouverture des artères principales de ce membre.

CHAPITRE XI.

Des blessures faites par les balles aux articulations supérieures.

LES blessures aux articulations supérieures sont d'autant plus dangereuses qu'elles approchent plus du tronc que celles des autres articulations ; et par cela même l'amputation est encore plus à rejeter.

Lorsqu'une balle frappe la cuisse ou le bras à leur partie supérieure, soit dans l'articulation même, ou aux environs, et que la plaie est accompagnée de fracture considérable, les moyens curatifs sont ceux que nous avons déjà indiqués pour toutes les grandes blessures dans les articulations.

Si le coup est dans l'articulation même, que la balle en soit sortie ou qu'elle y soit restée, cette blessure est d'une conséquence d'autant plus grande, que les parties tendineuses, ligamenteuses, membraneuses et osseuses sont plus violemment contuses et déchirées, parce que les liqueurs qui abordent dans les vaisseaux affoiblis, les engorgent d'autant plus qu'ils sont moins

à portée de les chasser. Mais quelque délabrement que la balle ait pu causer, l'amputation,
soit à lambeau ou autrement, ne sera jamais
indiquée, pour deux raisons : d'abord, la contusion, comme nous l'avons déjà dit, ne sera jamais de nature que la gangrène doive nécessairement survenir à une pareille plaie ; ainsi, en
prévenant par un traitement méthodique celle
qui pourroit survenir pour d'autres causes, comme
il n'y a pas lieu de douter qu'on puisse y réussir,
l'amputation ne sera point nécessaire. En second
lieu, quand la gangrène surviendroit, ce qui ne
pourroit d'ailleurs arriver qu'à l'occasion de quelque pancement peu conforme aux règles, ou
pour quelques-unes des raisons rapportées plus
haut, et que cette gangrène auroit surmonté toute
l'action des chairs, l'amputation ne seroit point
encore indiquée, parce qu'on ne sauroit enlever
avec le membre toutes les chairs, situées au-
dessus de l'articulation, desquelles la gangrène
se seroit emparées ou dont elle ne manqueroit
pas de s'emparer après l'amputation.

Quelques certains que nous paroissent les principes que nous venons de poser, il faut encore
les appuyer par des observations concluantes ;
c'est le seul moyen de donner de la solidité aux
plus spécieux raisonnemens et d'inspirer l'idée de
l'imitation.

OBSERVATIONS.

Un soldat blessé à la bataille de Ramilies, d'un coup de feu au haut du bras, avec fracas de l'humerus ; guérit sans amputation. Cet exemple, qui n'est pas le seul, prouve que ces sortes de plaies ne sont pas toujours mortelles.

Un lieutenant des carabiniers reçut une balle à l'épaule, la tête de l'humerus fut fracassée, l'amputation fut jugée indispensable par une consultation nombreuse ; elle fut rejetée par le blessé, et il guérit.

Un soldat reçut une balle qui lui fracassa la partie supérieure de l'humerus, tout près de l'articulation ; l'amputation fut jugée nécessaire, mais impraticable à cause de la proximité de l'articulation ; ce blessé guérit (a).

Ravaton rapporte des observations semblables.

Un lieutenant des grenadiers du régiment de Navarre reçut à Philisbourg une balle dans l'articulation supérieure du bras ; la tête de l'humerus fut brisée ; l'amputation fut proposée à différentes reprises, et toujours rejetée par le blessé ; il guérit.

Un lieutenant du régiment de Vogué, cavalerie,

____

(a) Mémoires de l'Académie de Chirurgie, tome 2 in-4°.

reçut

reçut à Dettingen une balle à la partie supérieure externe de la cuisse droite, qui fracassa
le petit trocanter; ce blessé guérit sans amputation.

M. Ledran rapporte l'observation suivante :

M. de Thérade, ingénieur, âgé de 22 ou 23
ans, reçut à la tranchée du siége de Géronne,
en 1710, une balle qui lui cassa en plusieurs
pièces la partie supérieure du bras gauche ; ce
blessé guérit sans amputation, quoique pendant
long-tems il fût mal pancé.

M. Bilguer cite aussi des faits pareils.

M. de Rottkirk, commandant du régiment du
margrave Charles, reçut une blessure qui tra-
versoit l'articulation de l'épaule ; il guérit sans
amputation.

M. de Krockow, capitaine dans le régiment
des cuirassiers de Schlabbrendorf, fut blessé par
une balle à l'épaule, l'articulation fut traver-
sée ; ce blessé guérit sans amputation.

M. Tissot rapporte aussi une observation semblable.

J'ai vu, dit-il, un officier, capitaine au
service de France, qui reçut un coup de fusil à bout touchant : la balle fracassa l'humerus
dans sa partie supérieure jusqu'à l'articulation ;

le blessé guérit parfaitement au bout de cinq mois (*a*).

Nous aurions pu rassembler une bien plus grande quantité d'observations de ce genre, et grossir notre travail par un nombre prodigieux de faits propres à démontrer l'inutilité de l'amputation des membres à la suite des coups de fusil ; mais les observations que nous avons réunies ici nous paroissent plus que suffisantes pour convaincre de cette importante vérité.

Si personne n'a osé fronder la conduite qui a été tenue dans bien des cas, c'est qu'alors on n'a pas osé s'élever contre un abus accrédité par l'habitude. On a souvent perdu de vue qu'une opération dont la nécessité n'est pas déterminée par des principes clairs et certains, doit être rejetée comme téméraire, et qu'elle ne mérite point le nom d'opération de chirurgie.

Il est vrai encore, si l'on pouvoit en concevoir l'idée, qu'après une amputation, si le blessé ne périt pas, le traitement est infiniment plus commode et moins assujettissant : ce n'est plus alors qu'une plaie simple, et bientôt facile à pancer ; au lieu que les soins qu'exigent dès blessés dans des cas très-graves, sont incalculables ; mais

____

(*a*) Dissert. de Bilguer, sect. 36, note.

aussi on peut se faire aider dans de pareilles entreprises. Les hôpitaux sont servis par des jeunes gens destinés à joindre leurs soins et leur surveillance à ceux de leurs chefs.

C'est un talent que de bien faire une amputation, et c'est un mérite de guérir celui qui la supporte ; mais c'en est un bien plus grand de guérir sans ce triple moyen, et c'est en cela que consiste le triomphe et la gloire de la chirurgie. A la vérité, le succès, dans des entreprises aussi graves, suppose de l'expérience, et cette expérience, qui ne s'acquiert qu'avec l'âge, donne la véritable instruction. Des jeunes gens ont quelquefois élevé leur triomphe sur le succès de beaucoup d'amputations qu'ils ne feroient peut-être pas dix ans plus tard ; mais il faut le tems pour former l'imagination des sujets même les plus avantageusement disposés et les plus méritans.

Il ne s'agit pas toujours d'opérer, il faut commencer par juger, et il faut pour cela que l'imagination, même la plus heureuse, ait le tems d'en acquérir la faculté. Les ressorts les mieux disposés ne doivent être mus, agités, que par l'expérience, *experientia docet.*

Quoi qu'il en soit, nous croyons avoir démontré que les accidens que peut causer un coup de fusil sont insuffisans pour indiquer l'amputation d'un membre, et que des incisions bien combinées et un traitement conforme aux règles de l'art, remédieront à tous les désordres que ces sortes de blessures peuvent occasionner. Le résultat sur la nature de la guérison est un objet étranger à notre entreprise. Nous croyons seulement que les inconvéniens bien pesés, dans tous les cas, ceux de conserver le membre, en tel état qu'il soit, sont infiniment préférables à ceux de l'amputation. Le désagrément de l'anchilose, quand on seroit même sûr de ne la pouvoir éviter, ce qui est souvent incertain, comme le prouvent la plupart des observations dont nous avons fait mention, ne peut pas faire préférer cette cruelle opération ; on n'en seroit pas moins estropié, et même plus sûrement. Je dis donc que, pour se prêter à l'amputation d'un membre, il faut des indications précises et une cause qui détermine nécessairement et sans conjectures : or, cette cause ne peut être l'effet d'un coup de fusil, parce qu'une balle ne peut point emporter le membre qu'elle frappe, 2°. parce qu'elle ne peut point occasionner l'espèce de contusion qui doit donner lieu *nécessairement* à une gangrène insurmontable, et que ce sont là les seules causes qui peuvent raisonnablement déterminer à l'amputation , puisque les plus grands délabremens n'indiquent point cette opération , comme le prouvent les observations que nous venons de rapporter.

Les fractures de quelque nature qu'elles fussent ne déterminoient jamais les anciens à l'amputation des membres ; la pourriture seule nécessitoit cette opération (*a*).

Je ne dis pas néanmoins que la méthode de traiter sans amputation ne sera pas suivie de la perte de plusieurs blessés ; il n'en n'est point sur laquelle on puisse aussi avantageusement compter. Toutes les fois que la violence d'un coup ou les dispositions du malade auront donné lieu à quelque commotion, ou à quelque stupéfaction capable d'intercepter l'efficace des secours les mieux administrés, ou que les humeurs seront imprégnées de quelque vice trop rebelle , les entreprises de l'homme le plus instruit pourront être alors infructueuses ; mais , dans l'un et l'autre cas, l'amputation n'auroit pas plus de succès , elle ne pourroit, au contraire, que détruire quelques espérances s'il en restoit, et hâter la mort.

Une grande question sur laquelle il seroit in-

(*a*) Hist. Chirur., tome 2, page 682.

téressant d'avoir de véritables certitudes , seroit celle de savoir si le nombre de ceux qui périssent de l'amputation , l'emporteroit sur celui des blessés que l'on chercheroit à conserver sans cette opération.

L'Académie de Chirurgie a prononcé que le nombre de ceux qui réchappent par l'amputation , peut se porter à un tiers. Il est fâcheux que cette société célèbre , dont les travaux faisoient l'espoir de l'univers , n'ait pas aussi déterminé quel pourroit être le nombre des victimes qui résulteroit d'une conduite opposée. L'humanité étoit en droit d'attendre de son zèle un calcul plus consolant. Mais indubitablement , les hommes instruits qui lui succèdent rempliront le vuide qu'elle a laissé, ainsi que celui de la célèbre société de médecine. Quant à nous , nous croyons que les dangers de l'amputation l'emportent sur toute autre tentative , dirigée par les vrais principes.

Concluons donc que l'amputation des membres est inutile dans tous les cas , à la suite des blessures faites par les coups de fusil, et que cette opération n'est indiquée ni par les grandes fractures , ni par tous les délabremens qui peuvent les accompagner.

CHAPITRE XII.

De l'instant favorable pour faire l'amputation d'un membre devenue indispensable à la suite d'un coup de feu.

Il ne suffit pas d'avoir déterminé les cas où l'amputation des membres peut être indispensable à la suite de quelques coups d'armes à feu, il faut encore savoir le moment où cette opération peut être employée avec le plus d'apparence de succès ; et cet objet n'est pas moins intéressant que le premier. Pour le bien développer, il seroit bon de remonter jusqu'à la différence des corps qui peuvent blesser ; mais comme nous avons établi cette différence et les différens accidens que chaque corps peut occasionner, nous n'en viendrons point à une répétition inutile. Il suffit de se rappeler que le boulet, l'éclat de bombe, etc. sont les seuls corps, ainsi que nous l'avons dit, qui puissent quelquefois conduire indispensablement à la nécessité de faire une amputation.

Nous avons, au commencement de cet ouvrage, divisé les accidens que peuvent causer les coups d'armes à feu en primitifs et en consécutifs, et nous avons dit que ceux du premier genre sont la contusion et la commotion, auxquels on peut quelquefois ajouter la lésion des différens organes que le corps frappe. Parmi ces accidens primitifs, il n'en est aucun, selon nous, qui indique précipitamment l'amputation, et cette opération, faite aussitôt la blessure, peut être employée dans beaucoup de cas où elle ne seroit pas devenue indispensable, au moins l'est-elle trop légèrement pour qu'on ait été à portée de déterminer précisément le lieu où il convenoit de couper, pour opérer dans des chairs bien saines.

Les accidens consécutifs sont, nous le répétons, la tension, le gonflement, la fièvre, des syncopes, des convulsions, des hoquets, des vomissemens, des délires, un froid universel, la prostation des forces, la stupeur, la gangrène, etc. De tous ces accidens, quelques terribles qu'ils soient, la gangrène est le seul qui puisse indiquer l'amputation, et la plupart des autres la contr'indiquent. Ainsi toute opération faite avant que cette gangrène soit survenue, est une opération précipitée. Pour établir ce point de pratique intéressant, nous allons rapprocher les opinions de deux hommes fort instruits,

MM.

(201)

MM. Boucher et Faure, opinions rapportées dans un Mémoire du premier (*a*), et nous verrons jusqu'à quel point ces opinions peuvent concourir à la solution de la question.

M. Faure prétend que l'amputation doit être retardée, et qu'il faut que tous les grands accidens, par conséquent les accidens consécutifs, soient calmés. M. Faure fait venir à l'appui de son sentiment quelques observations d'amputations faites avec succès, long-tems après les blessures. « Les amputations promptes ; dit-il (*b*), » ne servent qu'à faire naître des accidens plus » fâcheux que ceux qu'on avoit à craindre auparavant. »

Il nous paroît que M. Faure a raison, car si dans le meilleur état d'un blessé, une amputation faite à l'occasion d'un accident quelconque, est capable de faire naître des accidens, ce qu'on ne sauroit raisonnablement contester, puisque plusieurs de ces opérations font périr, à plus forte raison, lorsque cette opération est faite immédiatement après un coup de feu, qui a porté un désordre plus ou moins grand dans l'économie animale. Mais M. Faure nous paroît avoir tort de soutenir qu'il faut attendre la cessation

---

(*a*) Mémoires de l'Académie de Chirurgie, tome 6, p. 109.
(*b*) *Ibid.* page 111.

26

des grands accidens pour faire l'amputation, parce
dès que les grands accidens sont calmés et que
le malade a été assez heureux pour ne pas succomber, l'amputation est alors inutile et le malade doit
guérir sans ce moyen. Qu'elles sont les circonstances qui indiquent l'amputation et qui ne souffrent plus de retard pour qu'elle puisse être faite
avec succès ? C'est seulement, nous le répétons,
la gangrène qui survient à la suite d'un coup
de canon. Or, si cette gangrène est l'accident qui
indique indispensablement cette opération, il
faut la faire dès qu'il paroît, du moins il n'est
plus possible de la différer à son gré, pourvu que
cette gangrène survienne à une contusion du
premier genre, comme il y a lieu de le présumer ;
quant à la suite d'un coup de canon ou autre
corps semblable, on ne peut pas la prévenir.
Une conduite opposée à celle-ci nous paroîtra
toujours devoir être funeste au malade. Ainsi
toutes les opérations tardives faites par M. Faure
et rapportées par M. Boucher, sont autant d'o-
pérations qui n'étoient pas indiquées, quelqu'ait
pu être le sentiment de messieurs ses confrères,
et les dix malades dont il a donné le détail devoient guérir sans ce moyen. La première observation, comme la plus intéressante, nous
pourrions même dire la plus étonnante, mérite

que nous en fassions mention. Un voloutaire anglais (*a*), âgé de 25 ans, reçut à Fontenoy un coup de canon qui lui brisa la tête de l'humerus, endommagea l'acromion et détruisit en partie le muscle deltoide. Cette blessure, qui est la plus terrible qui puisse arriver, ne présentoit pas l'amputation pour ressource. Le malade devoit périr par la violence du coup ou par la gangrène ; mais dès que ces accidens ne firent pas périr ce malade, et qu'il alla loin au-delà du terme où ils devoient paroître, il devoit guérir sans amputation ; et il est étonnant que cette opération ait réussi, vu l'état d'épuisement où étoit le blessé lorsqu'on la fit, qui, comme le dit M. Boucher, est un tems plus fâcheux pour faire une opération. Nous ne saurions dissimuler qu'il y a dans cette cure du miraculeux, surtout à la suite d'une amputation qui, faite dans de semblables circonstances, devoit tuer ; et si un pareil fait nous étoit arrivé, ce qu'à Dieu ne plaise, nous en douterions encore.

M. Boucher combat la grande lenteur que conseille M. Faure, par une précipitation qui n'est pas plus excusable. « Le corps, dit-il (*b*), » dans le premier tems, et encore mieux dans

____

(*a*) Page 112.

(*b*) Mém. de l'Acad. de Chirur., tom. 6, pag. 120.

» le moment du coup porté, doit être censé en
» général se trouver dans l'état le plus sain, et
» l'économie animale dans l'assiette la plus ré-
» gulière qu'ils puissent être : or, cette dispo-
» sition est, sans contredit, la plus favorable,
» pour le succès de quelque opération que ce
» soit. L'amputation faite hors ce tems, doit
» occasionner plus de dérangement dans l'éco-
» nomie animale, selon le degré d'ébranlement
» que le développement des accidens aura pro-
» duit dans le genre nerveux. C'est en consé-
» quence de ce principe que l'on croit ne pouvoir
» faire trop tôt les incisions et les dilatations
» requises dans toutes les plaies d'armes à feu. »

C'est une erreur bien grande que de confondre
la nécessité de faire une amputation, avec celle
de faire des incisions dans une plaie d'arme à
feu, et de dire que le corps est dans le moment
du coup porté dans l'état le plus sain, et que
par conséquent l'amputation faite dès le premier
instant de la blessure, doit être plus heureuse.
Les incisions ne sauroient être trop tôt faites,
l'amputation au contraire, présente des considérations différentes. Il est sûr que si l'on ne con-
sidère le corps que relativement à ses organes
extérieurs, le lieu frappé paroît, dans l'instant
du coup le seul affecté, et que le mal n'ayant pas

encore pu s'étendre dans le cas où il en étoit susceptible , peut être plus aisément enlevé par l'amputation promptemenent faite. Mais comme ce
raisonnement seroit inconséquent , nous devons
considérer le corps , relativement àl toutes les
opérations animales , alors il est sur que bien loin
que l'économie animale , soit dans l'instant d'un
coup d'arme à feu dans son assiette la plus régu-
lière, elle est au contraire dans un trouble proportionné à la violence du coup ; trouble qui
doit être considérable dans tous les cas où l'amputation paroît être l'*unique* ressource.

   Ainsi l'amputation , faite dans le premier instant, est donc une opération mal appliquée ;
car il est sûr que l'homme le plus robuste et le
plus intrépide est toujours plus ou moins saisi et
frappé dès qu'il se sent blessé d'un coup d'arme
à feu ; c'est ce que nous appelons commotion ;
et que si cette commotion est susceptible de se
calmer avec le tems, et le malade dans le cas
de rentrer dans sa tranquillité et dans son assiette
ordinaire, plus l'amputation sera faite dans l'o-
rigine de cette commotion, plus cette commotion en sera fortifiée et l'amputation douteuse.
Parce que cette opération, qui, dans l'état le
plus naturel, porte elle-même un trouble énorme
dans l'économie animale, fera bientôt dévelop-

per tous les accidens qu'une commotion , qui pouvoit être d'ailleurs dans le cas de se calmer, pourra exciter en devenant beaucoup plus considérable , et le malade sera en plus grand danger. En outre, en opérant dans le moment du coup, on se conduit en aveugle, et il est impossible que l'on sache précisément où il faut opérer. Pour rendre ceci plus sensible , je m'en vais supposer un exemple : Un homme reçoit, à la partie inférieure d'une jambe, un coup de boulet de canon, le pied est brisé, etc. : d'abord rien de toute cette blessure ne dit encore qu'il faut faire l'amputation ; mais laissons à part cette circonstance que nous avons suffisamment développée, et supposons l'amputation indispensable , et par conséquent qu'il n'y a ni commotion qui la contr'indique, ni secousse à l'articulation supérieure qui puisse faire changer de batterie ; en un mot, supposons la blessure dans l'ordre ordinaire et l'amputation nécessaire. Je demande actuellement où il faut la faire ? Sera-ce à la partie supérieure de la jambe, au lieu ordinaire ? Il est impossible de savoir si la violence de la contusion, qui ne peut pas se manifester à l'extérieur dès le premier moment du coup, n'est pas portée beaucoup plus loin, même jusqu'au-dessus du genou. Si cela est, l'amputation sera sans succès, parce qu'elle fera bientôt développer le germe de cette contusion, et la gangrène s'emparera du moignon. Fera-t-on, par précaution, cette opération au-dessus du genou? Outre qu'il ne seroit pas prudent d'user d'une semblable précaution sans indication, l'on ignoreroit encore si le lieu où l'on opéreroit seroit bien sain. Ainsi l'on se conduiroit donc toujours au hasard en pareil cas, et les exemples rapportés par M. Boucher ne doivent pas paroître suffisans pour engager à tenir la conduite qu'il indique, d'autant mieux que presque toutes les opérations dont il parle nous paroissent avoir été employées mal-à-propos.

Ainsi, si nous réfutons le sentiment de M. Faure par rapport à la longueur du retardement, nous n'admettons point celui de M. Boucher par rapport à l'accélération qu'il conseille. Il est vrai que nous ne regardons pas comme une opération précipitée, par rapport au tems, une amputation faite six ou huit jours après une blessure. C'est à-peu-près le tems où il nous paroît nécessaire d'employer ce moyen, quand il n'est pas contr'indiqué par les funestes effets d'une commotion violente, comme nous l'avons dit ci-devant, parce que c'est à-peu-près celui où la gangrène doit survenir à une blessure dont elle doit *néces-*

sairement s'emparer, suivant toutefois la température de l'air, et selon quelques autres circonstances particulières, dépendantes de l'espèce de tempéramment du blessé. Mais cette opération est toujours précipitée et blâmable, lorsqu'elle est faite sur le champ de bataille, et elle l'est, dans quelque tems que ce soit, lorsqu'elle est faite avant la naissance de cette gangrène, et seulement à l'occasion du délabrement de la partie frappée.

Nous observerons encore à M. Boucher que ce n'est pas, comme il l'a avancé dans l'extrait que nous venons de donner de son mémoire, le développement des accidens qui produit l'ébranlement dans le genre nerveux; c'est au contraire cet ébranlement, que cause le coup, qui donne lieu à tels accidens. Ce n'est pas non plus pour prévenir cet ébranlement dans le genre nerveux, comme le veut M. Boucher, que l'on fait, le plutôt qu'il est possible, des incisions et des dilatations aux plaies d'armes à feu : bien loin de prévenir cet ébranlement, qui tient toujours son origine du coup, les incisions sont plutôt propres à l'occasionner par les douleurs qu'elles causent. Mais cet inconvénient n'est pas suffisant pour faire suspendre des incisions, de la privation desquelles il résulteroit des accidens infiniment plus

grands

grands que ceux que l'on a à craindre, par le
trouble qu'elles peuvent porter dans l'économie
animale en les faisant ; et il est nécessaire de les
faire promptement pour extraire les corps étrangers, débrider les aponévroses irritées ou blessées, etc. etc. et prévenir l'engorgement dont
la partie frappée est menacée, et par-là tous
les accidens que cet engorgement peut occasionner.

D'après cela nous concluons qu'une amputation doit être différée, même à la suite d'un
coup de boulet, etc. jusqu'à ce que la gangrène
s'empare du membre frappé, mais qu'il faut y
recourir dès que cette gangrène survient et qu'elle
pénètre dans toute l'épaisseur du membre, lorsque l'on n'a pas pu la prévenir par les incisions et
les autres moyens convenables employés à propos ; et si c'est la cuisse ou le bras qui soient
blessés, l'amputation doit être faite dans l'article sitôt que la gangrène paroît, pour peu que
la partie supérieure du membre paroisse affectée
par quelque légère inflammation ou engorgement que ce soit. Et si l'inflammation et l'engorgement ont fortement gagné jusqu'à l'articulation supérieure, avant qu'on se soit déterminé
à l'amputation, cette opération n'est plus praticable, ou du moins elle est beaucoup plus

27

douteuse ; il faut la différer jusqu'à ce qu'on ait rétabli la partie supérieure du membre ; si elle en est susceptible. L'amputation faite dans ces cas ne le sera vraisemblablement jamais qu'elle ne soit absolument indispensable, et cette opération cessera d'être aussi redoutable et aussi malheureuse qu'elle a paru l'être jusqu'ici, si l'on observe les circonstances dont nous avons parlé, c'est-à-dire si, dans les cas où elle deviendra nécessaire, on ne la fait qu'au-dessus des chairs affectées par l'inflammation qui précèdera les chairs gangrenées.

Nous devons encore observer qu'un coup de boulet de canon au bras est, toutes choses égales d'ailleurs, beaucoup moins dans le cas de produire une contusion du premier genre que lorsqu'il frappe une cuisse ou une jambe ; non pas parce que le bras est moins charnu que ces autres parties, mais parce qu'il présente une résistance moins grande, ce qui est une circonstance essentielle pour donner lieu à cette espèce de contusion.

Quoique l'on ne puisse pas prescrire de règles positives pour faire les incisions requises dans les plaies d'armes à feu, afin de savoir si, lorsque la gangrène survient, cet accident arrive ou *nécessairement*, ou seulement à l'occasion de quelque manquement, et que cet objet doive être soumis aux lumières et au discernement du chirurgien, il y a pourtant quelques principes qu'il ne faut pas perdre de vue. D'abord les incisions doivent être d'autant plus étendues et plus pénétrantes que la contusion est plus grave; or la contusion est beaucoup plus considérable lorsqu'elle est faite par un boulet de canon; ainsi les incisions, dans ce cas, doivent être plus étendues. Secondement, les incisions sont, à la vérité, inutiles dans les chairs dont la vie est détruite par la contusion; mais elles n'y sont pas nuisibles, parce que la gangrène y doit survenir *nécessairement*, incisions ou non. En outre, comme l'œil le plus pénétrant ne sauroit, à l'aspect de cette contusion, décider positivement si toutes les ressources de ces chairs sont perdues ou non, ilconvient toujours d'y faire les incisions proportionnées à la nature du corps qui a frappé, d'autant mieux que si les chairs dans lesquelles on fait ces opérations sont absolument perdues, il n'en peut résulter aucun inconvénient, comme nous venons de le dire, au lieu qu'il en résulteroit un très-grand de ne pas les faire en les jugeant sans ressources si elles ne l'étoient pas. Les incisions faites au-delà des bornes nécessaires et dans des chairs qui auroient pu se rétablir par la résolution, ne peuvent point non plus attirer la gangrène, et le seul inconvénient qui peut en résulter, c'est que la cure soit un peu plus longue, parce qu'il est nécessaire que la suppuration s'établisse dans ces incisions, afin de les remplir par de nouvelles chairs, au lieu qu'il peut résulter de fort grands inconvéniens, et même la mort, du ménagement des incisions utiles, parce que la gangrène peut s'emparer des chairs qu'elles auroient garanties. Ainsi il seroit toujours plus dangereux, dans tous les cas, de ménager des incisions utiles que d'en faire d'inutiles, quoiqu'il faille toujours tâcher de ne point tomber dans cette erreur.

Il résulte de l'exposé que nous venons de faire, qu'il faut éviter les deux excès que nous avons combattus; l'un et l'autre a ses inconvéniens; mais la précipitation de M. Boucher est encore plus déplacée que la grande lenteur de M. Faure, nous venons d'en donner la raison, en disant que, si l'on opère sur-le-champ, il est impossible de savoir si l'on opère dans des chairs bien saines, ce qui est essentiel pour pouvoir espérer le succès d'une amputation. Indépendamment de l'inconvénient dont nous venons de parler, il y auroit encore de l'incertitude relativement à la commotion. Il n'est pas aisé, dans l'instaut du coup, de juger de l'état du blessé, ni de savoir si le trouble inséparable d'un violent coup de feu, n'a pas dérangé les fonctions animales, troublé celles du cerveau, et par conséquent porté dans toute la machine un désordre qui ne sauroit se manifester sur-le-champ, et qui pourtant, s'il existoit, contr'indiqueroit toute opération. Le conseil de M. Boucher, à cet égard, est donc absolument à rejeter. L'Académie de Chirurgie a improuvé cette précipitation. Toute amputation faite sur-le-champ, a-t-elle dit, est en général dangereuse par ses suites (a).

M. Faure est tombé dans un autre excès. La grande lenteur qu'il conseille et qu'il croit utile pour que les grands accidens aient le tems de se calmer, seroit funeste à beaucoup de blessés, et l'amputation qu'il conseille de faire après la cessation des grands accidens, seroit déplacée dans la plupart des cas, car fort souvent, lorsque les grands accidens sont calmés, le blessé peut guérir sans amputation. Pour agir en pareil cas avec quelque certitude, il est d'abord essentiel de faire attention au corps qui a frappé. Si c'est une balle, toute amputation est inutile ; si c'est un boulet, cette opération peut devenir néces-

---

(a) Mémoires de l'Académie de Chirurgie.

saire, suivant la contusion que le coup aura causée ; il importe donc beaucoup de savoir, quand cela se peut, si le coup a été donné de loin ou de près, en un mot à une distance capable de faire craindre une contusion du premier genre. Si cela est ainsi, il est sur qu'aussitôt que la gangrène paroîtra, malgré les incisions nécessaires, faites à propos, et un pancement méthodique, l'amputation doit être faite au-dessus de l'inflammation et de l'engorgement qui précèdent la gangrène : un plus long retard favoriséroit les progrès de la gangrène, dont les racines pourroient atteindre quelque partie du membre, au-dessus de laquelle il ne seroit pas possible d'opérer. Dans ces cas, le blessé peut être regardé comme perdu, parce que si la contusion est du premier genre, le traitement le plus méthodique sera sans snccès. Si, au contraire, la contusion étoit moins violente, il est probable que les incisions et un pancement convenables préviendroient les grands accidens dont nous venons de parler, ou les feroient cesser s'ils paroissoient, et que l'amputation ne deviendroit pas indispensable.

Nous avons conservé pour terminer cet ouvrage, une observation particulière, parce qu'elle donna occasion à une dissertation très-détaillée, qui reçut alors quelque publicité, mais qui n'en sauroit trop recevoir, parce qu'elle a pour objet une amputation que l'intérêt de l'humanité oblige de proscrire dans tous les cas pareils. Mais pour le faire avec justice et vérité, il faut rassembler les causes et démontrer la solidité des raisons qui prouvoient que cette opération étoit meurtrière ; aussi fut-elle vigoureusement rejetée par un des consultans appelés auprès du malade.

Un pareil fait peut se présenter fréquamment, et pour n'avoir pas à citer la conduite qui a été tenue dans celui-ci, parce que le défaut de succès ponrroit n'être pas attribué à sa véritable cause, il nous a paru intéressant de publier cette observation dans toute son étendue, d'en disséquer tous les points, pour qu'elle serve d'exemple, et pour parvenir à démontrer que cette amputation étoit nécessairement mortelle, qu'il falloit que le malade mourût et qu'il étoit physiquement impossible qu'il ne mourût pas en opérant.

OBSERVATION.

Saint-François, soldat d'infanterie, reçut à la bataille de Lutzerberck, un coup de feu au genou droit. La balle entra par la partie postérieure latérale externe du genou, et fit sa sortie en brisant la rotule ; ce blessé guérit. Cependant le mouvement de l'articulation resta un peu gêné, et quelque-tems après la guérison, il survint au genou un petit dépôt qui s'ouvrit. Ce blessé obtint son congé et se rendit à Paris, chez ses parens. Pendant long-tems il se pança lui-même, sans se confier à aucune personne de l'art. Cette plaie dégénéra en ulcère et occasionnoit dans le genou une douleur continuelle et violente, surtout lorsque le malade faisoit quelque faux pas. Enfin, au bout de quelque-tems, ce blessé fit une chûte et son genou supporta la plus grande partie du coup ; il ne se plaignit point encore, il continua même de marcher, jusqu'à ce qu'enfin, au bout de quelque-tems après cette chûte, il lui survint au genou une tumeur qui grossit par dégrés. Alors il s'adressa à un particulier qui lui conseilla quelques cataplasmes. Cette tumeur augmenta et bientôt la fluctuation s'y fit sentir. Ce malade eut recours alors à un de ses voisins, celui-ci sentant de la fluctuation dans la tumeur, dit au malade qu'il ne pouvoit pas se charger de l'ouvrir.

Saint-François se mit entre les mains d'un herboriste de son quartier, qui n'hésita pas à ouvrir l'abcès, et qui le pança ensuite par des tamponnages qui, ne permettant pas apparemment à

la

la matière de sortir librement, l'obligèrent de se
répandre de tous côtés , de sorte qu'en peu de
tems, soit par cette raison, soit par la nature du
mal, il survint au moins cinq à six autres abcès
autour du genou. L'herboriste les ouvroit à mesure, et comme il les pançoit sans méthode,
tous ces abcès dégénérèrent en ulcères, et devinrent affreux, entourés de callosités considérables.
Pendant ce traitement peu méthodique, la cuisse,
le genou et la jambe devinrent prodigieusement
enflés et engorgés, les douleurs dans le genou
étoient excessives, et comme il étoit impossible
de le mouvoir, il s'anchilosa tout-à-fait. La peine,
le chagrin, la douleur, la grandeur de la maladie et le mauvais traitement jetèrent ce malheureux dans un dépérissement affreux ; la fièvre
survint, la maigreur, l'exténuation, la cacochymie, devinrent la suite inévitable de cette
absurde conduite. Au bout de plus de deux ans
et demi de grandes souffrances et de pancemens
inutiles, le malade, ennuyé de son herboriste,
se fit transporter à l'arsenal, et se plaça entre
les mains d'un autre charlatan. Celui - ci continua à-peu-près les mêmes pancemens, les assai-
sonnant cependant, pour mieux captiver l'im-
bécile crédulité de son malade, de quelques
prières. La suppuration qui couloit par tous les

ulcères étoit abondante. Tous ces stratagêmes
ayant été continués de part ou d'autre plus de
trois ans, et le mal ne faisant qu'augmenter,
tandis que le malade dépérissoit de plus en plus,
il se fit porter chez ses parens, qui appelèrent
un chirurgien ; et quelque tems après je fus consulté pour ce malade, qui dépérissoit chaque
jour, et que je trouvai avec beaucoup de fièvre.
Je continuai à le voir assez fréquemment. Voici
l'état dans lequel il fut trouvé : un genou mons-
trueux, anchilósé et très-douloureux, présentant, à la partie inférieure latérale externe de la
cuisse, deux ulcères environnés de toutes parts
de callosités très-grosses, et situés l'un à côté de
l'autre, à la distance d'un pouce et demi. A la
face interne et inférieure de la cuisse, au-dessus
du condyle, un dépôt considérable, assez profond, et s'étendant jusques vers le milieu de la
cuisse, sans aucune ouverture au-dehors, lequel
dépôt se vuidoit, chaque jour, en le compri-
mant, par les ulcères dont nous venons de parler, situés du côté opposé. A la partie supérieure et interne du tibia, un ulcère profond et
calleux, communiquant à un sac plein d'une
suppuration infecte, et occupant la plus grande
partie de la face interne de la jambe. Sur la partie antérieure et supérieure de la jambe, un ul-

cère communiquant à un sac plein de suppuration , et d'une étendue à-peu-près de deux ou
trois pouces. Sous le jarret, un ulcère situé immédiatement au-dessous de l'articulation , et
communiquant sous les muscles jumeaux, dans
un espace creux très-étendu , et rempli d'une
prodigieuse quantité de suppuration. Le malade,
en outre, étoit exténué de maigreur et de foiblesse , ayant une fièvre violente et continuelle,
de la toux, accompagnée par fois de crachats
purulens , un grand mal de gorge, un dévoiement assez fréquent, etc. Le chirurgien projetta
d'abord de faire , de tous ces ulcères, des plaies
simples, autant qu'on pouvoit l'espérer, en divisant les callosités qui les environnoient, et en
vuidant tous les dépôts qui existoient. Les grands
soins et les pancemens méthodiques apportèrent
quelque soulagement à ce malade ; mais toujours
les ulcères et toutes les plaies fournissoient une
suppuration d'autant plus abondante , qu'ils
communiquoient à des vuides qui s'étendoient
fort loin : la cuisse étoit à moitié dépouillée , et
une sonde faisoit découvrir que le fémur étoit à
nud jusqu'au milieu de la cuisse ; il en étoit de
même du tibia. Le mieux dont on pouvoit s'appercevoir consistoit, au bout d'un mois de soins
assidus, en ce que la toux étoit diminuée ainsi

que le mal de gorge ; mais tous les autres accidens subsistoient, sur-tout la fièvre, l'état de
maigreur et de depérissement.

Quoi qu'il en soit, ce malade prit du dégoût
de son état, et il se décida à préférer l'amputation de sa cuisse à la patience dont il avoit
besoin. Les parens, effrayés d'une pareille dé-
termination, voulurent une consultation, et appelèrent, à cet effet, trois hommes très-recom-
mandables : je fus aussi appelé de nouveau. La
conclusion fût que l'amputation étoit l'unique
remède à employer : le malade s'y décida. Je
m'y opposai seul, assurant que cette opération
étoit nécessairement mortelle, et qu'il étoit physiquement impossible qu'elle ne le fût pas. J'en
donnai quelques raisons ; mais il faut développer
ici cette vérité, et démontrer très-clairement,
pour éviter de pareilles rechûtes, que les préceptes de l'art et les lois de la physique furent
violés par une semblable opération. L'humanité invite à écarter de pareilles méprises ; les
lois qu'elle impose ne doivent pas être impuné-
ment enfreintes.

La nature tient à des lois constantes, immua-
bles ; rien ne sauroit les changer, sa marche ne
sauroit se décomposer, ni se prêter à aucune
variation dans des circonstances isolées.

Le genou, comme nous l'avons dit, étoit entouré de quatre à cinq ulcères ou plaies, qui fournissoient une suppuration très-abondante. L'amputation enleva bien les trois quarts de la cuisse, ainsi què toutes les plaies ; mais que devint cette suppuration prodigieuse qui, depuis trois ans au moins, couloit par ces plaies, et inondoit toute cette partie ? On emporta bien le réservoir, mais on ne supprima pas la source : ce n'étoit plus alors la cuisse qui la fournissoit cette suppuration, comme dans le commencement de la maladie, parce que dans le commencement, l'action organique des vaisseaux de tout le reste du corps se trouvant encore soutenue dans son premier état par les forces de la nature, la partie malade supportoit seule tout le mal, et la suppuration, qui étoit d'ailleurs peu abondante alors, n'étoit fournie que par cette partie malade. Mais ensuite l'ancienneté du mal, sa persévérance, son opiniâtreté, ses progrès, les grandes souffrances, n'avoient-elles point changé la nature des choses, et n'avoient-elles pas créé insensiblement une autre source à cette suppuration, devenue peu-à-peu prodigieuse ? Ce n'étoit plus, comme nous venons de le dire, la cuisse qui la fournissoit cette suppuration ; car si depuis trois ans qu'elle couloit en grande abondance, elle eût été fournie aux dépens de la cuisse même, la cuisse auroit été fondue, minée, détruite, et presque réduite à rien ; toutes les parties qui la composoient auroient été dissoutes pour fournir cette suppuration, encore eût-il été impossible, telle quantité de nourriture succulente et restaurante que le malade eût pris, que cette cuisse eût résisté si long-tems si elle eût été la source unique de cette suppuration. D'où venoit-elle donc cette suppuration? C'étoit le tempéramment qui avoit alors acquis, par degrés, le caractère propre à la fournir cette suppuration ; l'élaboration qui la préparoit, et qui disposoit les humeurs à en prendre le caractère, étoit l'ouvrage de tous les vaisseaux de toute la machine, parce que le genre de cause avoit occasionné par degrés, de la manière que nous l'expliquerons plus bas, un tel genre de dérangement dans le mouvement naturel de ces vaisseaux, et que ce dérangement est, dans tous les cas, analogue à sa cause. Ainsi c'étoit tout l'individu qui en étoit devenu la fabrique, et la cuisse ne fournissoit plus alors que les canaux destinés à la transmettre dans les plaies qui en étoient le réservoir, où elle devoit acquérir son dernier caractère, pour être ensuite rejetée au-dehors par regorgement. Mais c'étoit cette affection du tempéramment qui donnoit l'espèce de cacochymie, l'espèce de dépravation des sucs, relative à la nature du mal, et tendante à fournir de la suppuration. C'étoit aux dépens de toutes les parties du corps qu'elle se formoit, et toutes ces parties, dont le jeu ou l'action naturelle avoit été décomposée par la longueur de la maladie, dépérissoient pour fournir cette suppuration, tandis que la partie malade seule demeuroit gonflée, engorgée par ces sucs qui, en abondant de toutes parts, inondoient tous les muscles, les empâtoient, et leur servoient d'une espèce de nourriture relative à leur caractère putride et acrimonieux. Ainsi, tandis que la cuisse malade étoit la plus charnue, la plus grosse, la cuisse opposée, les bras, les mains, etc. se desséchoient et dépérissoient de maigreur.

Mais, pour parvenir à répandre sur cette théorie la lumière dont elle a besoin, remontons à quelques détails qui me paroissent essentiels pour éclairer une pratique d'une aussi grande importance.

L'homme, dès l'instant de sa formation, reçoit des mains de la nature le principe d'une telle constitution, le germe d'organes destinés à sa conservation, jusqu'à ce que quelque cause étrangère vienne déranger ou même changer la marche consacrée par ses lois. Tant que les choses subsistent dans leur état naturel, tant que le jeu ordinaire des organes n'est altéré par aucune cause étrangère aux lois communes, l'homme vit sans infirmités, autres que les infirmités naturelles, destinées enfin à terminer sa carrière. Mais si une cause vicieuse quelconque, vient troubler cette marche naturelle, cette monotonie conservatrice, l'altération qui en résultera pour le tempéramment, sera relative à la nature de cette cause et à l'importance des organes qui en seront affectés. Si les sécrétions, par exemple, sont troublées, il en résultera des accidens et des symptômes qui décéleront peu-à-peu l'espèce d'organe sécrétoire dont les opérations seront dérangées. Nous observons tous les jours cette vérité, soit dans les maladies aigues, soit dans les maladies chroniques; et nous entrerons à cet égard dans de plus grands détails dans notre ouvrage sur l'*Homme Physique*, qui ne tardera pas à paroître. Dans les maladies aigues, dans toutes les espèces de maladies inflammatoires, la fièvre, qui les accompagne, est un dérangement réel, un véritable changement de l'action ordinaire des vaisseaux, qui non-seulement décompose cette action, mais la décompose de

manière

manière qu'elle n'agit plus, qu'elle ne peut même plus agir, que pour produire de l'inflammation, soit en divisant, en atténuant et en décomposant les molécules des liqueurs contenues dans ces vaisseaux, soit en accélérant leur mouvement progressif et en les précipitant dans ceux qui en doivent être engorgés. Ainsi, par la raison que l'action des vaisseaux n'est plus la même, les sucs qui circulent doivent nécessairement cesser d'être les mêmes, c'est-à-dire, d'avoir leur première consistance, leur fluidité naturelle, puisqu'ils ne subissent plus la même élaboration, jusqu'à ce que les moyens que l'on emploie pour détruire le mal, aient réussi à l'attaquer de manière à ramener les choses dans leur état naturel. Jusques-là, l'action organique des vaisseaux n'étant plus la même, et la cause qui l'a changée étant de nature à produire une maladie inflammatoire, cette action n'aura d'autre tendance et d'autre propriété qu'à faire de l'inflammation, en triturant et en disposant pour cela les sucs sur lesquels elle agit. La suppression subite d'une abondante sueur ou d'une grande transpiration, est une des principales causes de ces maladies inflammatoires, parce qu'en refoulant dans la masse des liqueurs une humeur excrémenticielle, devenue même un véritable corps étranger depuis sa sécrétion., par sa destination naturelle à être rejetée au-dehors, porte dans les vaisseaux une cause d'irritation générale, qui, en altérant presque par-tout l'équilibre de leur jeu, parvient promptement à maîtriser les mouvemens même du cœur, à en accélérer l'action et à occasionner une fièvre qui prend nécessairement le caractère de fièvre inflammatoire; parce que l'accélération du mouvement organique des vaisseaux précipite dans ceux qui composent sur-tout des organes moins énergiques un mélange de sucs hétérogènes, qui, en gonflant la masse des liqueurs, doit principalement distendre ceux qui ont le moins de force pour résister. De-là nécessairement doivent survenir des rhumes, des fièvres, des cathares, des pleurésies, des péripneumonies, des inflammations de bas-ventre, etc., comme on le voit arriver à la suite de ces suppressions.

Dans les maladies chroniques, au contraire, le dérangement qui arrive dans quelque organe, ne dépendant pas actuellement d'une cause aussi vive que celles qui produisent les maladies aigues, est plus long à se former, et les effets de ce dérangement sont aussi plus longs à se manifester et à se répandre au loin. Ainsi les progrès du mal étant moins rapides, le tempéramment s'affecte plus lentement, et la fièvre qui survient à la longue, reçoit son caractère de celui de sa cause ; l'action organique des vaisseaux dans cette fièvre est toujours relative à cette cause, et toujours différente de celle qui tiendroit à une cause différente. Dans ce cas, la maladie est d'autant plus longue à guérir, que la cause a agi plus lentement pour produire le mal, et que ce mal a fait plus de progrès. Dans la jaunisse, par exemple, dans ce que nous appelons une bile répandue, la lésion des fonctions du foie est le premier résultat de la cause qui produit cette maladie ; mais si cette cause subsiste, et qu'il ne soit employé aucun moyen capable d'arrêter le progrès du mal, ou que ces moyens soient inutiles, les vaisseaux du foie cessant d'agir d'une manière relative à leur constitution, la bile se répandra peu-à-peu partout ; et si cette maladie subsiste long-tems, si la jaunisse couvre long-tems toute la surface du corps, l'action naturelle de tous les vaisseaux de toute l'habitude s'altérera, se décomposera peu-à-peu, et acquérera insensiblement un jeu relatif à celui des vaisseaux du foie, dont l'action est dérangée ; un jeu qui n'aura d'autre tendance qu'à favoriser la production et la dispersion de la bile, et à faire naître l'espèce de dé-

pravation qui donnera aux sucs un earactère bi-
lieux, qu'ils commenceront même à acquérir,
dès la première élaboration que recevront, dans
l'estomach, les substances nutritives, en un mot
tous les alimens destinés à la nourriture du malade, parce que le jeu naturel de l'estomach se
dérange aussi insensiblement, comme celui des
autres organes en général, et se décompose d'une
manière relative à la cause du mal. Lorsque la
fièvre accompagne cette maladie, elle n'en est
ordinairement qu'un résultat lent, mais tellement analogue, qu'elle reçoit le nom de fièvre
bilieuse, parce que le jeu des vaisseaux ne tend
qu'à faire de la bile, ou à diviser les sucs d'une
manière qui les conduit nécessairement à cette
fin. Le moyen unique de la détruire cette fièvre,
c'est de désobstruer les vaisseaux du foie, parce
qu'alors la bile se filtrera aisément, et reprendra
son cours ordinaire : à mesure que le mal gué-
rira, la fièvre, qui n'en est que l'effet, cessera
aussi par degrés. On peut en dire autant de
l'hydropisie ; l'embarras des glandes, qui mène
ordinairement à cette maladie, se communique
insensiblement, et de telle manière, à l'action
organique des vaisseaux de toute la machine,
que cette action vient, par degrés, à n'avoir
d'autre tendance qu'à faire de l'eau, à réduire

en eau tout ce que le malade prend, et c'est ce
qui fait que, pour guérir cette maladie, la première indication qui se présente est de tenir le
malade à un régime sec, et d'écarter, autant
qu'il est possible, l'usage des liquides, autres
que ceux qui conviennent au traitement. Ainsi
la dépravation des sucs, désignée en général par
le nom collectif de cacochymie, aura donc autant
de caractères particuliers qu'elle sera le fruit de
causes différentes. Les virus véroliques, scorbu-
tiques, carcinomateux, etc. sont autant de vi-
ces ou d'affections humorales, qui dépendent de
causes particulières ; et toutes celles qui tendent
à occasionner le scorbut, ou à jeter dans l'hydropisie, ne sont pas les mêmes que celles qui
mènent directement à la pulmonie, ou qui pro-
duisent la jaunisse : ce sont pourtant autant de
causes de dépravations, que l'on appelle ensuite
cacochymie, et qui, en raison de leurs diffé-
rences, présentent des indications différentes
pour la cure. On sait bien que l'opiniâtreté ou la
persévérance d'une même cause peut faire passer
successivement cette dépravation par différens
degrés, et que le scorbut peut être la suite de la
vérole, comme l'hydropisie peut être celle de la
jaunisse ou d'autres obstructions ; mais toujours
est-il certain que la cause destinée à troubler

l'équilibre et le jeu naturel de nos organes, agira d'abord d'une manière relative à son espèce, et que l'affection qui en résultera, tant sur les solides que sur les fluides, sera analogue à la nature de cette cause, et que tant qu'elle subsistera cette cause, cette affection fera d'abord des progrès directement relatifs à sa nature, et ensuite elle étendra ses effets jusqu'à décomposer insensiblement toutes les fonctions de tous les principaux organes du corps. Aussi les préceptes de l'art apprennent-ils qu'il faut s'occuper, pour guérir, du principe du mal, c'est-à-dire remonter à sa source, en pénétrer la cause et l'attaquer, si l'on veut en détruire les effets. On s'attacheroit vainement à guérir par les topiques, ou autres moyens extérieurs, une carie dépendante de cause interne, si l'on ne s'occupoit pas de cette cause ; et il seroit bien inutile de s'en tenir à des gargarismes anti-scorbutiques, pour guérir des gencives gorgées d'une humeur qui auroit sa source dans l'intérieur ; mais, dans tous ces cas, les moyens extérieurs réussissent, ou peuvent réussir, lorsqu'on soutient leur effet par l'usage des remèdes intérieurs convenables. Mais ne nous appesantissons pas plus long-tems sur cette théorie, quelqu'intéressante qu'elle nous paroisse ; reprenons l'objet que la nécessité d'un

plus grand éclaircissement nous a forcé d'aban-
donner un instant. Dans les plaies simples, avec
déperdition de substance, si le tempéramment
n'est affecté d'aucun vice caché, on n'a pas à
craindre des suites bien funestes. Lorsque la plaie
n'attaque que les chairs, la suppuration s'établit
promptement, et se soutient sans trouble par
l'action seule de la partie malade, le jeu des
vaisseaux destinés à fournir cette suppuration
se rétablit peu de tems après la blessure ; et dès
qu'il ne survient point d'accidens étrangers, l'irritation qu'a causé cette blessure tombe bientôt ;
la fièvre, si elle s'est montrée, cesse promptement, toute la machine reprend son calme ac-
coutumé, et la nature, légèrement aidée par
l'art, suffit enfin pour déterger aisément et cicatriser ces sortes de plaies. Mais, dans le cas
qui nous occupe, l'affection du tempéramment,
la lésion de tous les organes, l'altération de
leur jeu, sont venues par des degrés lents, et
ont tiré leur origine de l'irritation qu'ont reçues
les parties les plus voisines des plaies. Dans le
principe, le mal n'ayant pas été attaqué suivant
les règles de l'art, a fait des progrès, a altéré
insensiblement les parties voisines, les tendons,
les ligamens, etc. les vaisseaux qui y communiquoient, ont été d'abord titillés, légèrement

irrités ; mais le mal augmentant, les irritations ont dû s'étendre graduellement, et sont en effet parvenues, par la longueur du tems, à attaquer tous les organes, à blesser toutes les fonctions, à décomposer le mouvement naturel des vaisseaux, à faire naître une fièvre analogue à l'espèce de cause qui l'a produisoit, et capable de donner aux vaisseaux un jeu relatif à la nature de la maladie ; un jeu uniquement propre à triturer, à diviser les sucs de manière à les disposer à se convertir en l'espèce de suppuration qu'ils devoient fournir. Ainsi cette fièvre, qui étoit nécessairement l'ouvrage de la maladie, en avoit aussi nécessairement acquis le caractère ; c'étoit une fièvre de suppuration ; l'action organique des vaisseaux étoit devenue incapable de produire autre chose que de la suppuration, c'est-à-dire, de disposer, de broyer, de diviser les humeurs d'une autre manière que d'une manière propre à se convertir en suppuration.

C'étoit absolument le tempéramment actuel du malade, tempéramment devenu en quelque sorte naturel, par la persévérance du mal et la longue habitude de souffrir. Les lois communes de la nature avoient été vaincues, et il falloit un nouveau travail de longue haleine, pour la faire rentrer dans ses droits, et ramener la constitution

tution du malade à son premier état. C'étoit une entreprise non moins pénible, non moins longue que l'entreprise faite par la maladie, si l'on peut s'exprimer ainsi, de vraincre les forces de la nature, d'en déranger la marche et l'harmonie; et par la raison que ce n'étoit que par des gradations concertées par la nature du mal que la constitution naturelle avoit été changée, il falloit aussi une marche graduée pour détruire le mal et ramener les choses dans leur état naturel. Mais ce n'étoit jamais par un remède prompt et violent, que l'on pouvoit y réussir. L'amputation de la cuisse ne pouvoit pas être un moyen capable de détruire cette fièvre; il falloit pourtant s'en occuper avant que d'en venir à l'amputation; c'étoit un accident qu'il falloit absolument détruire, afin de mettre le malade en état de supporter avec fruit cette terrible opération, autrement l'entreprise devenoit une témérité affreuse, et si la fièvre, de même que tous les autres accidens qui l'accompagnoient, ne pouvoit pas se détruire, il falloit renoncer à l'effrayant projet. On est si soigneux, dans les plaies d'armes à feu, de ne jamais faire d'amputation, lorsque la stupeur accompagne ces sortes de plaies; il faut que cet accident soit tout-à-fait dissipé, et que le malade soit rendu à sa tranquillité

naturelle ; et pourquoi attend-on la cessation de
de cette stupeur ? C'est que la stupeur est un
des principaux accidens qui contr'indiquent l'o-
pération, et que cet accident calmé , on n'a
plus communément à craindre que ceux qui
sont inséparables de l'opération même , et qui
sont encore bien suffisans pour inspirer de la
terreur. Tel est toujours l'état où l'on doit réduire un malade avant que de lui faire l'amputation d'un membre, que cette opération ne laisse
à combattre après elle que les accidens inséparables d'elle-même, et jamais aucun autre. Ainsi
l'amputation d'un membre, faite en toute autre
circonstance , et dans des cas où cette opération
laissera après elle quelque accident grave , indépendant d'elle, ou qui ne sauroit être enlevé par
l'opération , sera toujours une entreprise téméraire , et qui ne réussira que très-rarement, pour
ne pas dire jamais. Celle dont il s'agit ici a pourtant été pratiquée dans des circonstances qui
formoient d'abord la plus grande corrépugnance,
et qui ensuite se trouvoient jointes à d'autres ,
qui laissoient à découvert la certitude physique
de la mort. Expliquons-nous.

D'abord , au moment où le malade fut opéré ,
il étoit dans le plus grand dépérissement, épuisé
de fatigue et de maigreur , ayant la poitrine très-

délabrée , une fièvre continue et assez forte , un dévoiement continuel , un empâtement œdémateux presque universel , se manifestant principalement sur les deux extrémités inférieures, et avec cela accablé de la plus grande foiblesse. N'est-ce pas là une situation qui forme la plus grande corrépugnance ? Pouvoit-on , dans cet état déplorable , se prêter raisonnablement à l'amputation de la cuisse ? Devoit-on attendre quelque succès d'une pareille opération ? N'y eût-il eu qu'un seul de tous les accidens que nous venons de rapporter , il nous semble qu'il eût dû suffire pour écarter l'entreprise. On a cru pourtant que, dans une conjoncture aussi affligeante , on pouvoit encore invoquer la maxime de Celse , et l'on a argumenté favorablement de la grande foiblesse du malade , elle a même paru utile cette foiblesse , elle inspiroit de l'espoir. C'est encore un raisonnement que nous n'adoptons point.

Il faut distinguer la foiblesse que l'on desire d'avec celle qui est absolument funeste. Pourquoi et dans quel cas la foiblesse est-elle nécessaire dans une grande opération , sur-tout lorsqu'il s'agit de l'amputation d'un membre ? C'est lorsqu'après une blessure ou un accident qui détermine promptement à l'amputation , le blessé est d'un tempérament fort et vigoureux, et que sa constitution robuste fait craindre les suites d'une révolution que les douleurs de l'amputation ne manquent jamais d'entraîner, parce qu'il résulte toujours de cette opération un trouble universel dans toute la machine : les liqueurs destinées, par les lois de l'économie animale, pour nourrir, soutenir, animer, etc., la partie que l'on emporte, sont nécessairement refoulées dans la masse générale des humeurs, et doivent engorger les vaisseux déjà suffisamment pourvus, par la portion de ces sucs qui leur appartient. C'est alors qu'il faut diminuer, par les moyens que l'art indique, le trop grand volume du sang, et jeter instantanément le malade dans cette espèce de foiblesse désirable, dont il se retire par degrés, à mesure que la nature amène le calme dans la machine et que la guérison se prépare. Cette foiblesse, qui dépend de l'art, est alors capable de garantir le blessé des suites funestes qui seroient résultées de sa trop grande vigueur. Mais cette foiblesse n'est pas celle qui résulte d'un épuisement produit par de longues souffrances, par une maladie opiniâtre et cruelle, qui a énervé toute la machine, appauvri les humeurs, altéré le jeu de tous les organes, changé le mouvement naturel des vaisseaux, et donné naissance à une fièvre continue et rebelle. C'est dans cet état triste , où il n'est pas permis de compter sur cette foiblesse, ni de croire qu'elle soit capable de concourir au succès d'une pareille opération. Pensoit-on que l'amputation fût un remède propre à ranimer les forces du malade, à décomposer sur-le-champ cet extraordinaire mouvement organique des vaisseaux, et à détruire la fièvre ? Pensoit-on que le bouleversement de toute la machine , occasionné par degrés , par cette grande maladie, alloit s'exquiver tout-à-coup sous le couteau tranchant destiné à emporter le membre ? Pensoit-on enfin que cette terrible opération pût ramener subitement le tempéramment du malade à son premier état ? On ne sauroit croire à des espérances aussi chymériques.

Ce que nous venons de dire ne prouve pourtant pas encore complettement que la mort arrivera certainement après cette opération. On peut encore se nourrir de quelqu'espoir; et lorsqu'un malade paroît d'ailleurs dans un état désespéré, on peut se permettre de se prêter à cette terrible entreprise. Il est pourtant vrai que, si sur plusieurs milliers d'opérations absolument pareilles, il en réussissoit une dans ce cas - ci seulement, ce pitoyable succès nous paroîtroit encore un phénomène incroyable ; mais enfin on pourroit dire, à la rigueur, que la mort n'est pas évidemment certaine. Il n'en est pas de même du cas suivant. C'est ici où la maxime de Celse est tou-à-fait inapplicable ; c'est ici où il n'est plus raisonnable de l'invoquer, et où elle inspire d'elle-même sa proscription. La sagesse de son auteur ne l'avoit pas imaginée pour des cas pareils, et s'il eût prévu l'abus qui pouvoit en résulter, il n'eût pas manqué d'en fixer lui-même les bornes. Elle est sûre la mort après l'amputation, dans le cas où elle a été pratiquée ; elle est inévitable, elle est même nécessaire d'après l'invariabilité des lois de la nature ; elle arrivera toujours et très-certainement en pareil cas, et il est absolument et physiquement impossible qu'elle n'arrive pas. Suivons : qu'est devenue cette prodigieuse suppuration, qui, depuis très-long-tems, sortoit par les plaies et les ulcères ? Ce qu'elle est devenue, on n'en sait rien, on ne l'a pas vue. Qu'arriveroit-il si, en pareil cas, un chirurgien, après avoir bien nettoyé de pareilles plaies, les avoir dégagées et débarrassées de la suppuration qui les inonderoit, appliquoit sur ces plaies un médicament quelconque, qui auroit la puissance d'empêcher cette suppuration de reparoître, et la forceroit dans ses retranche-

mens ? Ce qui arriveroit, il n'est personne qui
ne le devine : il arriveroit nécessairement
un reflux de matière purulente. Et pourquoi ?
Parce que la répercussion de cette humeur la
feroit nécessairement rétrograder où elle pourroit. Eh bien ! qu'a fait l'amputation dont il
s'agit ? Nécessairement elle a arrêté tout-à-coup
la suppuration. Et qu'est-elle devenue cette suppuration ? Nous l'allons voir : ce qu'il y a de
sûr, c'est que les sucs qui la formoient étant
triturés, divisés, élaborés pour cela, depuis
très-long-tems dans toute la machine, et par
l'action de tous les vaisseaux, comme nous l'a-
vons dit, et étant ensuite conduits par les mains
de la nature jusqu'à la cuisse, où ils n'ont plus
trouvé leur issue ordinaire, ont été nécessairement refoulés dans la masse des humeurs ; on
conçoit aisément cette vérité. Ils se sont d'abord
répandus par-tout ces sucs, dès qu'ils ont été
détournés de leur cours naturel, ensuite ils se
sont fixés où ils ont trouvé le moins de résistance. Si l'on arrêtoit par une digue le cours
d'un ruisseau qui serpenteroit librement dans une
plaine, l'eau rétrograderoit nécessairement du
côté de sa source, et se répandroit où elle
pourroit. Eh bien ! il en est arrivé autant après
l'amputation : l'obstacle que l'on a opposé, par

l'application de l'appareil, au cours ordinaire de la suppuration, n'a pas tari la source de cette suppuration ; les humeurs étant travaillées et disposées pour la fournir, l'amputation n'a pas été capable de leur donner tout-à-coup un autre caractère. Ainsi cette suppuration séquestrée, emprisonnée dans l'intérieur pendant plusieurs jours, a nécessairement tué le malade ; on en conçoit la raison, et il est sûr qu'elle l'a tué en occasionnant un dépôt sur la poitrine ; et pourquoi sur la poitrine plutôt qu'ailleurs, plutôt que dans un autre viscère ? C'est parce que la poitrine avoit déjà été affectée, qu'il y avoit eu une toux violente et longue, des crachats purulens, et que le malade étant à peine débarrassé de ces accidens, il est raisonnable de croire que cette partie étoit demeurée la plus foible. Si l'on n'étoit pas toujours trop aveuglément asservis aux règles de l'art, et que l'on sût quelquefois se permettre à-propos d'en enfreindre les lois ordinaires, au lieu d'avoir tenu, après l'amputation, la plaie artistement fermée par un appareil bien méthodique, et dont les préceptes font respecter la symétrie, pendant trois ou quatre jours, on auroit pu rétablir le cours de la suppuration en levant l'appareil de bonne heure, et en pançant le malade peu de temps après l'opération ;

ration ; par-là l'on auroit pu prévenir les suites funestes de cette suppuration arrêtée, et le malade ne seroit pas mort d'un dépôt occasionné par l'observance rigoureuse des préceptes de l'art ; au lieu qu'au bout de trois ou quatre jours, tems auquel on lève ordinairement l'appareil, tout le mal est fait, le coup est porté, l'organe affecté est absolument maîtrisé et tout-à-fait dans l'impuissance de se débarrasser de l'engorgement ou du dépôt qui s'y forme, et le malade meurt, quelquefois même avant que la suppuration se montre à la plaie.

Quoique nous disions qu'en pançant promptement une pareille plaie, on eût pu prévenir les suites et les inconvéniens qui résultent de l'appareil conservé pendant plusieurs jours dans le même état, ce n'est pas que nous pensions que cette précaution eût pu réussir dans le cas dont il s'agit ; il y a tout lieu de croire que le malade seroit également mort ; mais encore est-il bon de savoir qu'il seroit mort par une autre cause. Ici la suppuration l'a tué très-certainement, et vraisemblablement par quelque dépôt qu'elle aura causé dans l'intérieur ; dans l'autre circonstance il eût péri vraisemblablement, mais non pas très-certainement, comme dans le premier cas, par une fonte considérable, résultante de la décomposition et de la dépravation des humeurs qui l'auroit entraîné, attendu que tous les autres accidens dont nous venons de parler, tels que le dévoiement, la fièvre, la grande foiblesse, etc. le mettoient hors d'état de la soutenir cette fonte; mais le respect aveugle pour les règles de l'art, en garantissant le malade de cet inconvénient, l'a très-certainement fait mourir par l'épanchement inséparable d'une grande et ancienne suppuration, subitement arrêtée.

Jusques ici, je me suis attaché à expliquer ce qui devoit naturellement résulter de la suppression de cette suppuration habituelle, et à démontrer que cette suppression étoit seule une cause nécessaire de mort. Je ne me suis point étendu sur ce qui auroit pu résulter de tous les autres accidens qui accompagnoient cette blessure lors de l'amputation, et qui pouvoient aussi être cause de mort; mais on n'a pas, à cet égard, de certitude physique : il est dans l'ordre des possibilités que tous ces accidens se calment même après une amputation. Il n'en est pas de même de la suppression subite de la suppuration dont nous parlons; cette suppression est absolument et nécessairement causé de mort. Je n'ai pas vu le malade le jour de sa mort; mais j'ai présumé que le reflux de matière puru-

lente s'étoit fait sur la poitrine , parce que cette
partie étoit la plus foible ; et quand il ne se seroit
pas fait sur la poitrine , il n'en résulteroit rien
qui pût excuser cette amputation , il se seroit
fait ailleurs Enfin elle étoit mortelle cette opération , ainsi elle a produit ce qu'elle devoit nécessairement produire. Je n'attendis point l'évé-
nément pour l'annoncer; je le dis sur-le-champ;
je le répétai hautement ; j'en assurai tous les parens ainsi que les consultans. Je le dis et le répétai
au chirurgien destiné à faire cette meurtrière opération. Je lui soutins cette vérité chez lui-même :
il trembla de mon assertion ; cependant il fit l'o-
pération, et ma prédiction se vérifia. La mort du
malade arriva le sixième jour de l'opération.
Quoi qu'il en soit , on n'imaginera pourtant pas
qu'un chirurgien instruit cherche à faire briller
son talent par une amputation. Cette opération
n'est pas assez délicate pour concourir à la réputation d'un habile homme : elle n'a pas non plus
assez d'attraits pour inspirer un grand empres-
sement d'opérer , souvent plus nuisible qu'utile.
Ainsi, nous croyons que le desir de la faire n'a
pas été le motif qui a conduit l'opérateur, il eût
mal pris son tems pour montrer son savoir ; il
faut mieux choisir et chercher des occasions plus
favorables pour se faire connoître : il faut aussi

aller plus lentement dans ses entreprises , afin d'éviter des résultats nuisibles. Un chirurgien qui court après la renommée , doit toujours se garantir des écueils que lui prépare sa propre ambition ; une réputation élevée sur des entreprises trop hardies , s'écroule nécessairement tôt ou tard , et laisse ensuite , contre son auteur, l'opinion funeste qui flétrit la gloire d'Archagatus.

Reprenons et terminons notre travail. La situation affligeante du jeune militaire , parut aux consultans n'offrir qu'une seule indication , c'étoit l'amputation. L'intérêt qu'inspiroit le sort du blessé occasionnoit apparemment l'illusion, et l'on ne s'appercevoit pas que cette opération n'étoit plus un remède , même incertain, qu'elle n'étoit qu'une tentative absolument mortelle. Mais l'homme probe est toujours à l'abri de toute inculpation , dès qu'il n'a d'autre intérêt que celui de la société ; son zèle ne le rend point garant des résultats, quand son cœur est pénétré d'humanité. Quelquefois aussi la vérité se plaît à échapper à la vigilance de ses sectateurs ; le desir de servir utilement la société masque, dans certains cas , des nuances insensibles qui la caractérisent , et l'on voit alors le bien et le mal où ils ne sont pas. Ici la mort paroissoit certaine

en n'opérant pas ; c'est l'unique ressource , a-
t-on dit , autrement le malade est perdu. Il faut
convenir que c'est lire bien cruellement dans le
livre de l'avenir : nous en avons sondé tous les
replis, retourné tous les feuillets, sans rencontrer
l'article qui contient cet arrêt foudroyant. Cependant cela pouvoit arriver; mais cela pouvoit
aussi ne pas arriver. Il n'y avoit pas ici, comme
après l'opération, une certitude physique que la
mort arriveroit; il seroit impossible de le prouver. Ne voyons-nous pas tous les jours des malheureux traîner dans les rues, à l'aide de leurs
béquilles, des jambes couvertes d'ulcères et de
plaies, noyées de suppuration et rongées de carie : ils vivent pourtant; et quoique leur vie soit
d'ailleurs très-triste et à plaindre, il n'en est pas
un qui voulût changer son sort pour un état qui
ne pourroit être rendu meilleur que par le succès, toujours fort incertain, d'une amputation.
Ainsi il pouvoit, pour le moins , en être de
même de ce soldat, d'autant mieux qu'il y avoit
quelque amélioration dans son état depuis qu'il
se trouvoit pancé suivant les règles de l'art.
·D'ailleurs quand ce malheureux eût dû réellement périr de la grandeur de son mal , l'amputation, dont nous venons de faire le tableau,
étoit-elle le remède qu'il convenoit d'employer?

Falloit-il le tuer pour l'empêcher de mourir ? N'eût-il pas mieux valu le laisser périr dans son lit, par suite de sa stupide confiance dans tous les charlatans, que de l'amener mourir par l'effet certain et presque immédiat d'une opération meurtrière. Mais appaisons-nous ; tâchons seulement de garantir la société de pareilles fatalités, en donnant de la publicité à un pareil événement, et en rassemblant dans deux aphorismes très-concis toutes les conséquences qu'il renferme.

Premier aphorisme.

Toutes les fois que l'amputation d'un membre laissera après elle quelque accident grave, indépendant d'elle, ou qui ne pourra être enlevé par elle, cette opération réussira très-rarement.

Second aphorisme.

Toutes les fois que l'on supprimera, par l'amputation d'un membre , une suppuration fort abondante, qui coule depuis très-long-tems par des plaies ou des ulcères au grand détriment du tempéramment, et que cet état sera en outre accompagné de foiblesse, de dévoiement et de fièvre continue, le malade périra très-certainement.

Telle est notre opinion ; et ce sera toujours sans raison et sans succès que l'on invoquera, dans ce dernier cas, la maxime de Celse. C'est compromettre la sagesse d'un précepte respectable. Nous en avons donné les raisons, et nous rougirions si nous n'avions pas saisi, pour les exposer, l'occasion intéressante qui est devenue l'objet de cette dissertation.

Nous ne pouvions pas présenter cette observation avec trop de simplicité : elle nous a obligé, pour transmettre les conséquences qui sont résultées d'une opération déplacée, à y joindre cette dissertation, afin de donner le développement ou l'explication physique des causes qui devoient nécessairement mener le malade à sa perte.

Nous présumons avoir rempli la tâche que nous nous étions imposée, et avoir clairement démontré l'inutilité de l'amputation des membres à la suite des blessures faites par les coups de fusil. La multitude d'observations que nous avons rapportées démontrent évidemment que cette opération doit être totalement proscrite dans ces sortes de blessures. Un fait unique ne sauroit servir de règle, parce qu'il pourroit être dû au hasard ; mais une multitude prodigieuse d'observations sur des faits absolument pareils, doit faire une loi qu'il nous paroît téméraire d'enfreindre.

Quant à la dernière observation, qui peut se rencontrer fréquemment dans la pratique, le discernement et le génie, qui doivent éclairer en pareil cas, prouveront évidemment que la même conduite aura constamment le même résultat, et il est physiquement impossible qu'il en soit autrement.

F I N.

TABLE.

TABLE

DES CHAPITRES

ET DES MATIÈRES

CONTENUS DANS CET OUVRAGE.

PREMIÈRE PARTIE.

DEUXIÈME PARTIE.

TROISIÈME PARTIE.

Ces

Les

ERRATA.

Avant-propos, page 6, ligne 4, rescription, *lisez* restriction.

Page 110, ligne 19, le quinquina pris extérieurement, *lisez* intérieurement.

Page 114, ligne 16, praticable, *lisez* pratiquable.

Page 117, ligne 7, ceux qui croient, *lisez* qui croiroient.

Page 151, ligne 7, quand on sait les diriger, *lisez* le diriger.

Page 162, ligne 7, sur Créen en Brie, *lisez* Crécy.

Page 195, ligne 8, triple moyen, *lisez* triste moyen.

Page 217, ligne 13, s'anchilosa, *lisez* s'ankilosa.

Page 218, ligne 11, anchilosé, *lisez* ankilosé.

www.ingramcontent.com/pod-product-compliance
Ingram Content Group UK Ltd.
Pitfield, Milton Keynes, MK11 3LW, UK
UKHW020134130726
13696UKWH00001B/346